I0047393

Mohem Jallouli

Le traitement chirurgical de la varicocèle

Hichem Jallouli

Le traitement chirurgical de la varicocèle

Quel intérêt dans la prise en charge actuelle de l'infertilité masculine

Presses Académiques Francophones

Mentions légales / Imprint (applicable pour l'Allemagne seulement / only for Germany)
Information bibliographique publiée par la Deutsche Nationalbibliothek: La Deutsche Nationalbibliothek inscrit cette publication à la Deutsche Nationalbibliografie; des données bibliographiques détaillées sont disponibles sur internet à l'adresse http://dnb.d-nb.de.

Toutes marques et noms de produits mentionnés dans ce livre demeurent sous la protection des marques, des marques déposées et des brevets, et sont des marques ou des marques déposées de leurs détenteurs respectifs. L'utilisation des marques, noms de produits, noms communs, noms commerciaux, descriptions de produits, etc, même sans qu'ils soient mentionnés de façon particulière dans ce livre ne signifie en aucune façon que ces noms peuvent être utilisés sans restriction à l'égard de la législation pour la protection des marques et des marques déposées et pourraient donc être utilisés par quiconque.

Photo de la couverture: www.ingimage.com

Editeur: Presses Académiques Francophones est une marque déposée de Südwestdeutscher Verlag für Hochschulschriften GmbH & Co. KG
Heinrich-Böcking-Str. 6-8, 66121 Sarrebruck, Allemagne
Téléphone +49 681 37 20 271-1, Fax +49 681 37 20 271-0
Email: info@presses-academiques.com

Produit en Allemagne:
Schaltungsdienst Lange o.H.G., Berlin
Books on Demand GmbH, Norderstedt
Reha GmbH, Saarbrücken
Amazon Distribution GmbH, Leipzig
ISBN: 978-3-8381-7036-7

Imprint (only for USA, GB)
Bibliographic information published by the Deutsche Nationalbibliothek: The Deutsche Nationalbibliothek lists this publication in the Deutsche Nationalbibliografie; detailed bibliographic data are available in the Internet at http://dnb.d-nb.de.

Any brand names and product names mentioned in this book are subject to trademark, brand or patent protection and are trademarks or registered trademarks of their respective holders. The use of brand names, product names, common names, trade names, product descriptions etc. even without a particular marking in this works is in no way to be construed to mean that such names may be regarded as unrestricted in respect of trademark and brand protection legislation and could thus be used by anyone.

Cover image: www.ingimage.com

Publisher: Presses Académiques Francophones is an imprint of the publishing house Südwestdeutscher Verlag für Hochschulschriften GmbH & Co. KG
Heinrich-Böcking-Str. 6-8, 66121 Saarbrücken, Germany
Phone +49 681 37 20 271-1, Fax +49 681 37 20 271-0
Email: info@presses-academiques.com

Printed in the U.S.A.
Printed in the U.K. by (see last page)
ISBN: 978-3-8381-7036-7

Copyright © 2012 by the author and Südwestdeutscher Verlag für Hochschulschriften GmbH & Co. KG and licensors
All rights reserved. Saarbrücken 2012

Table des matières

2

4

5

INTRODUCTION

Le retentissement de la varicocèle sur la fertilité ainsi que l'intérêt de son traitement dans l'amélioration de la fertilité masculine sont des sujets largement débattus dans la littérature sans pour autant apporter de conclusions univoques.

La relation varicocèle - infertilité a été soulevée par Celsius depuis plus de 2000 ans, qui rapporta une atrophie testiculaire chez des patients porteurs de varicocèle. Depuis lors, la varicocèle était considérée parmi les premières causes d'infertilité masculine.

Et, malgré qu'il semble aujourd'hui bien démontré par la plupart des auteurs que le traitement de la varicocèle améliore la qualité du sperme, les conclusions demeurent encore controversés en terme d'amélioration de la procréation chez le couple. Ce qui a amené à préconiser les techniques de la procréation médicalement assistée (PMA) ou ART (*assisted reproductive technologies*) pour les anglo-saxons, comme alternative au traitement chirurgical de la varicocèle dans la prise en charge de l'infertilité masculine. Notre vision est différente de celle de Van Steirteghem [192], qui stipula que *"les traitements conventionnels des facteurs masculins d'infertilité ont très peu de valeur, ils ont été révisés et abandonnés"*. Nous adhérons plutôt aux recommandations du comité d'andrologie de l'Association Française d'Urologie (AFU 2006) [198] et de la société Américaine de médecine reproductive (*American Society for Reproductive Medicine, ASRM 2006)* [183], qui préconisent le traitement chirurgical de la varicocèle dans la prise en charge de l'infertilité du couple, en absence de causes d'infertilité chez la partenaire.

A travers une étude rétrospective portant sur 166 hommes infertiles traités de varicocèle, sans autres causes identifiables d'infertilité associées, nous avons essayé de :

- Analyser les effets de la varicocèle sur le volume testiculaire et sur la qualité du sperme.

- Évaluer les résultats du traitement chirurgical de la varicocèle, aussi bien en terme d'amélioration de la qualité du sperme que d'amélioration de la fertilité.

- Étudier les facteurs qui pourraient intervenir dans les résultats du traitement chirurgical de la varicocèle.

- Évaluer l'apport du traitement de la varicocèle chez les couples infertiles comparativement aux autres options thérapeutiques de la PMA.

- Proposer une conduite pratique associant les différentes options thérapeutiques disponibles afin de corriger au mieux l'infertilité du couple jugée secondaire à la varicocèle.

RAPPEL THEORIQUE

I- DÉFINITION DE LA VARICOCÈLE.

La varicocèle se définit comme une dilatation variqueuse des veines du plexus pampiniforme du testicule [17].

Cliniquement, la varicocèle se présente comme une tuméfaction scrotale siégeant au niveau du pôle supérieur du testicule, irrégulière, de consistance molle et comparée à celle d'un sac de vers en cas de dilatation volumineuse. Cette tuméfaction est impulsive à la toux et augmente de volume à l'épreuve d'expiration à glotte fermée ou manœuvre de Valsalva [3,17].

II- MÉCANISMES DE GENÈSE DE LA VARICOCÈLE.

Plusieurs hypothèses ont été avancées pour expliquer l'étiopathogénie de la varicocèle primitive. Les facteurs les plus impliqués sont :

- La station debout prolongée [17,40,177].

- L'absence ou l'incompétence du système valvulaire anti-reflux au niveau de la veine spermatique [42].

- L'insuffisance du tube fascio-musculaire du cordon spermatique, par atrophie du muscle crémaster [184].

- Le long trajet vertical de la veine spermatique gauche et son abouchement à angle droit dans la veine rénale gauche [17,40,177].

- La compression de la veine rénale gauche entre l'aorte et l'artère mésentérique supérieure «pince aorto-mésentérique» [25,161].

- La compression de la veine iliaque primitive gauche par l'artère iliaque primitive droite, ce qui favorise l'apparition d'une circulation collatérale qui se draine dans le plexus pampiniforme.

III- MÉCANISMES DU RETENTISSEMENT DE LA VARICOCÈLE SUR LA FERTILITÉ.

Les hypothèses expliquant le retentissement de la varicocèle sur la spermatogenèse sont nombreuses mais aucune n'a été prouvée. Nous citons les plus importantes [13,40,177].

III-1- La stase veineuse.

La stase veineuse va entraîner :

• L'élévation de la température intra scrotale qui a un effet néfaste sur la spermatogenèse [191].

• L'accumulation des métabolites testiculaires.

• L'hypoxie tissulaire par diminution de l'échange d'oxygène entre le capillaire et le tissue.

III-2- Le reflux des métabolites.

Le reflux de sang de la veine rénale vers la veine spermatique s'accompagne

d'un reflux des métabolites rénaux et surrénaux comme les catécholamines,

prostaglandines, sérotonines, rénine et cortisol [115].

IV- MOYENS THÉRAPEUTIQUES.

Les techniques de traitement chirurgical de la varicocèle sont nombreuses ; on peut les regrouper selon 2 principes [199] :

IV-1- Interruption du flux sanguin veineux spermatique.

IV-1-1- La ligature chirurgicale de la veine spermatique.

Plusieurs voies d'abord ont été décrites ; les plus utilisées sont :

• La technique d'Ivannissevitch : Elle consiste à ligaturer la veine spermatique au niveau de l'orifice inguinal profond.

• La technique de Palomo : Elle consiste à ligaturer la veine spermatique au dessus de l'orifice inguinal profond, en rétro péritonéal.

IV-1-2- La ligature laparoscopique de la veine spermatique.

Elle permet de réaliser une ligature haute des veines testiculaires. Les avantages théoriques sont le grossissement, l'absence de véritable incision chirurgicale et la convalescence plus courte surtout en cas de varicocèles bilatérales. Cependant, il existe des complications potentielles sévères et le coût est supérieur à celui de la chirurgie ouverte [51,77,178].

IV-1-3- Le traitement par voie percutanée.

Ce traitement consiste à oblitérer la veine spermatique par injection intra-luminale d'un produit sclérosant (sclérothérapie) et/ou d'un corps étranger (embolisation), sous contrôle radioscopique [47] ; Deux voies d'abord peuvent être utilisées :

– La voie rétrograde : la veine spermatique est cathétérisée à son abouchement au niveau de la veine rénale, après cathétérisme de la veine fémorale (site de ponction), puis la veine iliaque externe et la veine cave inférieure.

– La voie antérograde : la veine spermatique est abordée après ponction d'une veine du plexus panpiniforme. Le net avantage de cette technique est d'être réalisable sous anesthésie locale en ambulatoire [139,179].

IV-2- Modification du drainage veineux du testicule.

Une alternative à la ligature veineuse est la dérivation microchirurgicale du drainage veineux du testicule ; elle consiste en une anastomose spermatico-saphène ou spermatico-épigastrique. Cette technique nécessite de disposer d'une veine variqueuse suffisamment dilatée. Le taux de succès est de 97–100 %, et le taux de complications est nettement diminué (pas d'hydrocèle, pas d'atrophie testiculaire). Néanmoins, ces techniques sont difficilement réalisables en routine et restent à ce jour, très peu utilisées [61].

V- LA PROCRÉATION MÉDICALEMENT ASSISTÉE.

Les hommes infertiles porteurs d'une varicocèle associée à des anomalies spermatiques peuvent bénéficier de la procréation médicalement assistée (PMA) grâce à la sélection et à la préparation des spermatozoïdes fécondants réalisés in vitro par le biologiste de la reproduction [3,80].

La préparation du sperme permet de sélectionner une population de spermatozoïdes motiles et morphologiquement normaux et d'éliminer le plasma séminal. L'une des méthodes couramment utilisée est la centrifugation des spermatozoïdes à travers un gradient de densité (ex : PureSperm) ; ainsi, les spermatozoïdes de faible densité (morts, anormaux) et les contaminants cellulaires de l'éjaculat s'accumulent dans les fractions de densité correspondante, alors que les spermatozoïdes de plus forte densité (motiles, normaux) traversent le gradient et se retrouvent dans le culot au fond du tube. Les spermatozoïdes ainsi isolés sont lavés afin d'éliminer toute trace du milieu de centrification.

Au cours de cette préparation, les spermatozoïdes subissent le phénomène de capacitation, qui se définit par des modifications membranaires (modifications de glycoprotéines et des lipides membranaires) préalables à la réaction de l'acrosome. La capacitation est un phénomène réversible survenant physiologiquement dans la glaire cervicale et les secrétions utéro-tubaires [80,155].

Les techniques utilisées dans la PMA sont nombreuses ; nous décrivons celles qui sont fréquemment utilisées dans le traitement de l'infertilité masculine.

V-1- L'insémination intra-utérine.

L'insémination intra-utérine (IIU) consiste à déposer dans l'utérus, des spermatozoïdes " capacités " in vitro, après cathétérisme de l'endocol. La plupart des équipes effectuent l'insémination au moment de l'ovulation, avec un faible volume de milieu de culture (0,15 à 0,3 ml). Les IIU sont réalisées de préférence sous stimulation de l'ovulation à fin d'augmenter le pourcentage de réussite. Cette méthode nécessite un suivi strict de l'ovulation afin d'en fixer la date avec précision par monitorage folliculaire échographique et estradiolémique, une surveillance répétée éventuelle de la LH sérique suivie d'un déclenchement de l'ovulation par les gonadotrophines chorioniques [3,155].

V-2- La fécondation in vitro (FIV).

La fécondation in vitro (FIV) est une fécondation qui se fait à l'extérieur du corps de la femme ; elle consiste à inséminer des ovocytes avec les spermatozoïdes du conjoint. Les ovocytes prélevés par ponction folliculaire sont placés individuellement ou par groupe de 2 ou 3 dans 0,5 ml de milieu de culture. Les spermatozoïdes préparés et capacités sont ajoutés aux ovocytes (50.000-100.000 spermatozoïdes mobiles/ml). Après une incubation

17

de 48 heures en moyenne, les embryons ainsi obtenus seront transférés dans l'utérus de la patiente [3,22].

V-3- La FIV avec micro-injection de spermatozoïde.

La FIV avec micro-injection de spermatozoïde ou ICSI *"Intra Cytoplasmic Sperm Injection"* consiste à injecter directement un spermatozoïde dans l'ovocyte à l'aide d'une pipette en verre très fine (diamètre interne 5µM). Un microscope équipé d'une excellente optique et d'une paire de micromanipulateurs est nécessaire pour l'ICSI [3,22].

V-4- Le prélèvement chirurgical des spermatozoïdes testiculaires avec ICSI.

Cette technique consiste à prélever des spermatozoïdes ou d'autres cellules germinales immatures directement de l'épididyme ou de la pulpe testiculaire (TESE : *testicular sperm extraction*) en vu d'une ICSI. Elle nécessite la présence de cellules germinales développées à un stade au delà du spermatide [60]. Cette technique est indiquée chez les patients ayant une azoospermie obstructive et chez certains patients ayant une azoospermie sécrétoire.

V-5- Les critères de choix de la technique de la PMA.

Lorsque l'infertilité du couple est a priori d'origine purement masculine, le nombre absolu de spermatozoïdes normaux mobiles récupérés après préparation du sperme oriente le couple vers la technique de PMA la plus susceptible d'apporter d'emblée un résultat. On admet habituellement que pour un nombre [3,22,155]:

- Supérieur ou égal à 1×10^6 spermatozoïdes, on peut commencer le traitement par des IIU.

⊟ Entre 1×10^5 et 1×10^6 spermatozoïdes, c'est la FIV qui sera tentée.

⊟ Inférieur à 1×10^6 spermatozoïdes, l'ICSI sera d'emblée proposée.

Certaines équipes [31,94,123,127,193,194] se basent dans le choix de la technique de PMA sur le nombre total des spermatozoïdes mobiles (TMC : *total motile spermatozoid count*) présents dans l'éjaculat avant préparation. (Tableau N°1).

Nombre total de spermatozoïdes motiles (1×10^6 spermatozoïdes)	Technique de la procréation médicalement assistée proposée
Azoospermie totale.	TESE plus ICSI*
< 1,5	ICSI
Entre 1,5 et 5	FIV
> 5	IIU

* En cas de présence de spermatozoïdes ou de spermatides dans le prélèvement

Tableau N°1 : La technique de la PMA proposée en fonction du nombre total de spermatozoïdes motiles

PATIENTS ET
METHODES

I- POPULATION D'ÉTUDE.

Notre étude est rétrospective, elle a porté sur 166 hommes consultant pour infertilité. L'origine de nos patients est multicentrique ; 38 patients ont été opérés et suivis dans le service d'urologie du CHU Habib Bourguiba, et 128 patients ont été colligés et suivis par Docteur Ben Amar Salah (médecin angiologue de libre pratique) ; ces patients ont été opérés en ville par différents chirurgiens urologues.

Critères d'inclusion :

- Infertilité datant depuis plus de 18 mois.
- Présence d'une varicocèle, qu'elle soit clinique ou infra-clinique.
- Présence d'anomalies au spermogramme.
- Absence de causes identifiées d'infertilité associées chez le patient.
- Absence de causes identifiées d'infertilité chez la partenaire.

Pour chaque patient, nous avons fait une étude exhaustive du dossier médical permettant d'apprécier :

- Les données de l'examen clinique.
- Les données des explorations paracliniques.
- L'utilisation antérieure d'un moyen de PMA et les résultats obtenus.
- La technique opératoire utilisée et les résultats du traitement.

II- MÉTHODOLOGIE DU TRAVAIL.

II-1- DONNEES DE L'EXAMEN CLINIQUE.

Tous les patients ont eu un examen clinique complet visant essentiellement à apprécier le volume testiculaire, le siège et le grade clinique de la varicocèle. Nous avons adopté dans notre étude la classification clinique décrite par Dubin et Amelar [52]:

- Grade 3 : grosse varicocèle visible et palpable cliniquement.

- Grade 2 : varicocèle non visible mais palpable cliniquement.

- Grade 1 : varicocèle détectable uniquement lors de la manœuvre de Valsalva

- La varicocèle dite infra clinique est définit par la présence d'un reflux dans la veine spermatique détecté par le doppler testiculaire ou par un autre moyen d'imagerie, mais non palpable cliniquement.

II-2- DONNEES DES EXPLORATIONS PARA-CLINIQUES.

II-2-1- Données de l'écho doppler testiculaire.

Tous les patients ont eu un examen par écho-doppler testiculaire, fait en préopératoire. La classification hémodynamique adoptée dans notre étude est celle décrite par Battino [11]; elle distingue 3 grades :

- Grade I : reflux bref (moins de 2 secondes) ou à des vitesses lentes lors de la manœuvre de Valsalva ou lors de la compression abdominale.

- Grade II : reflux modéré durant plus de 2 secondes, ou se produisant lors des mouvements de ventilation forcés.

- Grade III : reflux massif se produisant lors de la respiration calme.

II-2-2- Données des spermogrammes.

Pour tous les patients, un ou plusieurs spermogrammes ont été réalisés avant la cure de la varicocèle et après traitement à des intervalles variables allant de 3 mois à 2 ans en postopératoire. L'examen biologique du sperme a permis d'étudier avec précision les paramètres suivants :

- Le volume du sperme.

- La numération ou la concentration des spermatozoïdes par ml de sperme.

- Le pourcentage des spermatozoïdes mobiles.

- Le nombre total des spermatozoïdes mobiles : TMC (*total motil sperm count*), celui-ci est calculé par la formule suivante : <u>TMC = volume de l'éjaculat $\times$ concentration des spermatozoïdes $\times$ pourcentage des spermatozoïdes mobiles.</u>

- La morphologie des spermatozoïdes.

Les valeurs normales adoptées dans notre étude sont celles définis par l'OMS [202] :

- <u>Le volume normal se situe entre 2 et 6 ml.</u>

Un volume < 2 ml définit l'hypospermie.

Un volume > 6 ml définit l'hyperspermie.

- <u>Le nombre de spermatozoïde est $\geq 20 \times 10^6$ /ml.</u>

Et/ou $\geq 40 \times 10^6$ spermatozoïdes/éjaculat.

Une numération < 20 x 10^6 spermatozoïdes/ml définie l'oligospermie. Elle est dite modérée si le nombre de spermatozoïdes/ml se situ entre 10 et 20. 10^6, sévère si le nombre se situ entre 1 et 10 x 10^6 et extrême si le nombre est < 1 million/ml. L'absence de spermatozoïdes dans l'éjaculat définit l'azoospermie.

- Le pourcentage des spermatozoïdes Mobiles après 30 minutes (rapides et lents) est ≥ 50.

L'asthénozoospermie est définie par un taux $<$ à 50%. Elle est modérée si elle se situ entre 30 et 50%, sévère si entre 20 et 30% et majeure si elle est inférieure à 20%.

- La morphologie est considérée normale si le pourcentage des spermatozoïdes de forme normale est ≥ 30.

La tératozoospermie est définie par un pourcentage de spermatozoïdes morphologiquement normaux $<$ à 30. Elle est dite modérée si elle se situ entre 20 et 30%, sévère si entre 10 et 20% et majeure si elle est $<$ à 10%.

II-3- RESULTATS DU TRAITEMENT.

Dans notre série, trois techniques opératoires ont été utilisées pour traiter la varicocèle :

• La chirurgie par voie inguinale ou supra inguinale chez 134 patients (80,8% des cas).

• la voie cœlioscopique chez 23 patients (13,8% des cas).

• l'embolisation percutanée chez 9 patients (5,4% des cas).

Les résultats du traitement ont été appréciés sur :

- Les données des spermogrammes de contrôle pratiqués entre 3 mois à 2 ans après la cure.

- La survenue ou non d'une grossesse naturelle, et le délai entre la cure de la varicocèle et la survenue de la grossesse.

- Le recours éventuel aux moyens d'assistance médical à la procréation et les résultats obtenus.

II-4- ANALYSE STATISTIQUE.

L'analyse statistique a porté sur les différentes variables qualitatives et quantitatives recueillies lors de cette étude par le logiciel statistique SPSS. Les données qualitatives ont été exprimées en nombre et pourcentage des patients. Les données quantitatives ont été exprimées en moyennes ± déviations standard. L'intervalle de confiance à 95% (IC 95%) a été donné pour les résultats concernant les objectifs principaux de l'étude. La comparaison des variables qualitatives a été réalisée par un test de chi 2. La comparaison des variables quantitatives a été réalisée par un test de Student.

RESULTATS

I- CARACTÉRISTIQUES DES PATIENTS.

I-1- AGE.

La moyenne d'âge de nos patients a été de 34,7 ± 29 ans, avec des extrêmes allant de 20 à 55 ans. La majorité des patients ont été âgés entre 30 et 40 ans (57,8% des patients). Cependant, l'âge semble être plus élevé chez les patients qui ont consulté pour infertilité secondaire. (Figure N°1).

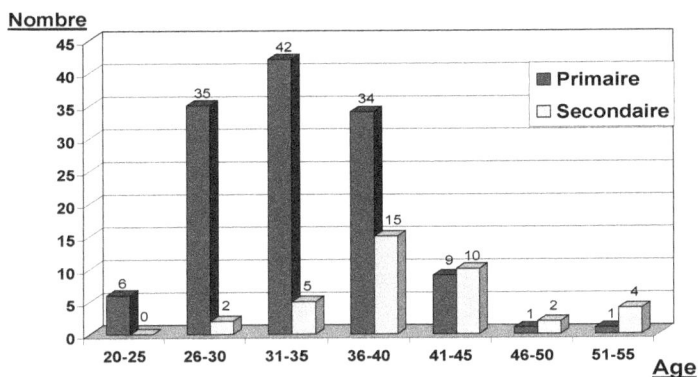

Figure N°1 : Répartition des patients en fonction de l'âge et du type d'infertilité

I-2- TYPE D'INFERTILITÉ.

La majorité des patients ont consulté pour infertilité primaire : 128 patients soit 77,1% des cas, avec une moyenne d'âge de 33,1 ± 5,2 ans. Trente huit patients ont consulté pour infertilité secondaire soit 22,9% des cas, avec une moyenne d'âge de 40 ± 5,81 ans. (Figure N° 1).

II- DONNÉES DES EXPLORATIONS CLINIQUES ET PARA CLINIQUES

II-1- SIÈGE DE LA VARICOCÈLE.

La varicocèle a été détectable cliniquement chez 164 patients (98,8% des cas). Elle a été unilatérale du côté gauche chez 104 patients (62,6% des cas), du côté droit chez 3 patients (1,8% des cas) et bilatérale chez 57 patients (34,4% des cas). Par ailleurs, deux patients avaient une varicocèle gauche infra clinique (1,2% des cas). (Figure N° 2).

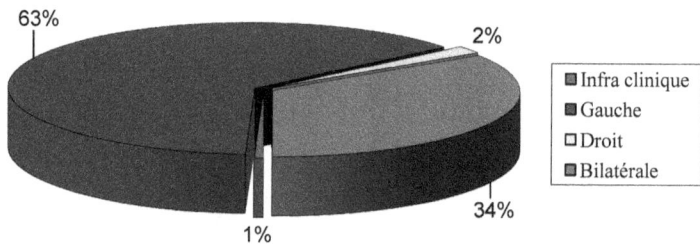

Figure N°2 : Répartition des patients en fonction du siège clinique de la varicocèle

II-2- GRADE CLINIQUE DE LA VARICOCÈLE.

Selon la classification de Dubin et Amlar, 18 patients avaient une varicocèle de grade I, 82 patients de grade II et 64 patients de grade III. À noter que pour les patients porteurs de varicocèles bilatérales de grades différents, on a pris en compte le grade le plus élevé. (Figures N° 3 et 4).

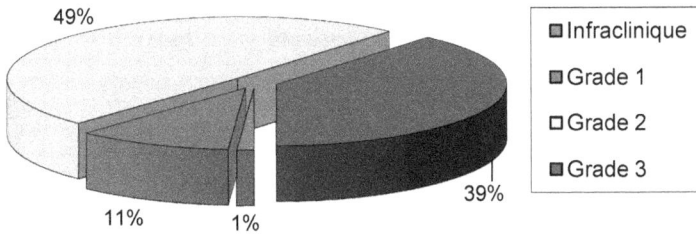

Figure N°3 : Répartition des patients selon le grade clinique de la varicocèle

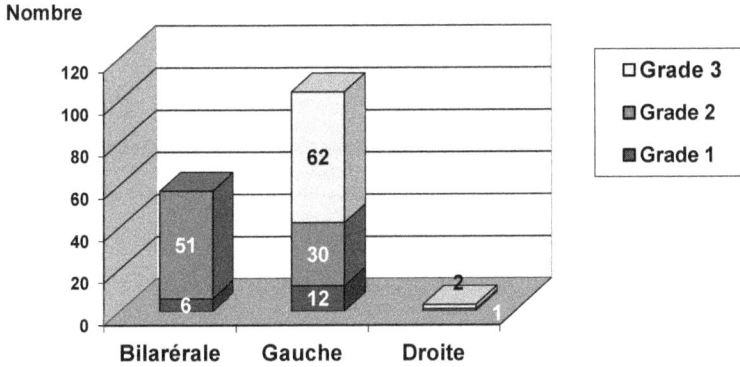

Figure N°4 : Répartition des patients selon le siège et le grade clinique de la varicocèle

II-3- VOLUME TESTICULAIRE.

Une hypotrophie testiculaire a été constatée chez 22 patients (13,25% des cas). Elle a été du côté gauche chez 14 patients, du côté droit chez un patient et bilatérale chez 7 patients.

L'étude du volume testiculaire en fonction de l'âge n'a pas montré de différence significative entre les patients présentant une hypotrophie testiculaire et ceux ayant un volume testiculaire normal. *(Tableau N°2).*

Volume testiculaire	Nombre de patients	Moyenne d'âge (ans)	P value
Hypotrophie testiculaire	22	35,54 ± 5,53	
Taille normale	144	34,56 ± 6,24	0,5

Tableau N°2 : Moyenne d'âge des patients en fonction du volume testiculaire.

II-4- SIEGE ET GRADE HEMODYNAMIQUE DE LA VARICOCELE.

II-4-1- Siège hémodynamique de la varicocèle

L'examen par écho doppler testiculaire a permis de révéler le diagnostic chez 2 patients présentant une varicocèle infra-clinique (1,2%) et de découvrir une varicocèle controlatérale associée chez 31 patients (18,7%). Ainsi, la varicocèle a été bilatérale chez 88 patients et unilatérale chez 78 patients. Elle a été du côté gauche chez 75 patients et du côté droit chez 3 patients. *(Figure N° 5)* et *(Tableau N°3)*.

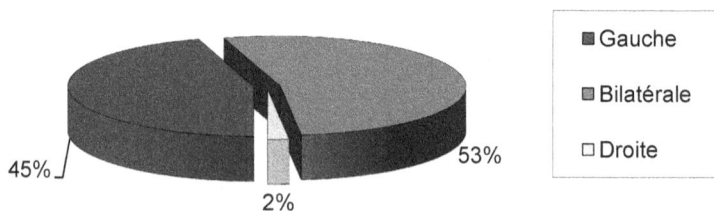

Figure N°5 : Répartition des patients en fonction du siège hémodynamique de la varicocèle.

Siège de la varicocèle	Unilatérale	Bilatérale	Infra-clinique
Clinique	107 (64,5%)	57 (34,3%)	2 (1,2%)
Hémodynamique	78 (47%)	88 (53%)	

Tableau N°3 : Etude comparative entre le siège clinique et hémodynamique de la varicocèle.

II-4-2 Le grade hémodynamique.

L'étude hémodynamique de la veine spermatique a permis de classifier la varicocèle en : grade I chez un patient, grade II chez 85 patients et en grade III chez 80 patients. *(Figure N°6).*

NB : Pour les patients ayant une varicocèle bilatérale, nous avons pris en compte le grade hémodynamique le plus élevé.

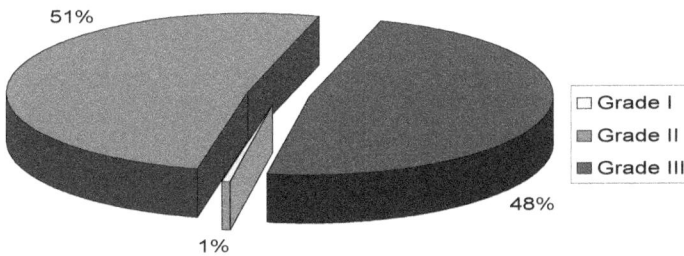

Figure N°6 : Répartition des patients selon le grade hémodynamique de la varicocèle.

Ainsi, l'écho doppler testiculaire a permis une évaluation plus précise de l'importance du reflux veineux et par conséquent une ascension du grade chez 19 patients (11,5%). *(Tableau N°4)*.

Grade	Infra-clinique	Grade I	Grade II	Grade III
Clinique	2 (1,2%)	18 (10,8%)	82 (49,4%)	64 (38,6%)
Hémodynamique		1 (0,6%)	85 (51,2%)	80 (48,2%)

Tableau N°4 : Etude comparative entre le grade clinique et le grade hémodynamique de la varicocèle.

II-4-3- Etude du volume testiculaire en fonction du grade hémodynamique de la varicocèle.

L'étude du volume testiculaire en fonction du grade hémodynamique de la varicocèle n'a pas montré de différence significative entre les patients présentant une varicocèle de haut grade (grade III) et ceux présentant une varicocèle de bas grade (grade I et II). *(Tableau N°5)*.

Grade hémodynamique de la varicocèle.	Haut grade	Bas grade	p_{value}
Hypotrophie testiculaire	9 (11,25%)	13 (15,1%)	0,308
Taille normale	71 (88,75%)	73 (84,9%)	

Tableau N°5 : Etude du volume testiculaire en fonction du grade hémodynamique de la varicocèle

III- CARACTERISTIQUES DES SPERMOGRAMMES FAITS EN PREOPERATOIRE.

Les spermogrammes étudiés ont été altérés chez tous les patients.

III-1- ETUDE GLOBALE DU SPERMOGRAMME.

III-1-1- Volume spermatique.

Le volume spermatique a été dans les limites de la normale dans tous les cas, avec une moyenne de $3,07 \pm 0,72$ ml.

III-1-2- Concentration des spermatozoïdes.

L'étude de la concentration des spermatozoïdes a montré : *(Figure N°7).*

- Une numération jugée normale chez 54 patients.

- Une oligozoospermie modérée chez 23 patients, sévère chez 44 patients et extrême chez 24 patients.

- Une azoospermie totale chez 21 patients.

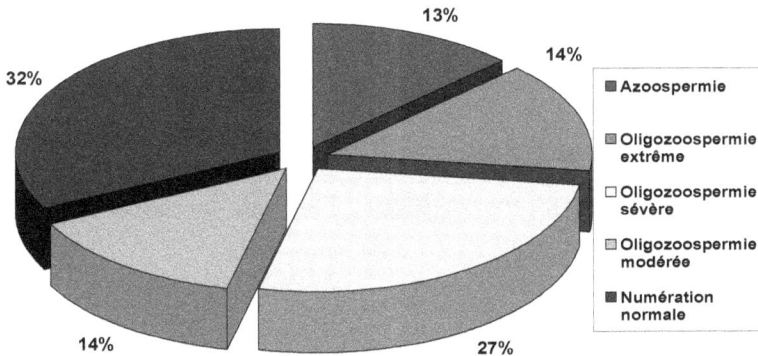

Figure N°7 : Répartition des patients selon le nombre de spermatozoïdes/ml

III-1-3- Motilité des spermatozoïdes.

L'étude de la motilité des spermatozoïdes à 30 min a montré : *(Figure N°8)*.

• Une motilité jugée normale chez 7 patients.

• Une asthénozoospermie modéré chez 36 patients, sévère chez 46 patients et extrême chez 56 patients.

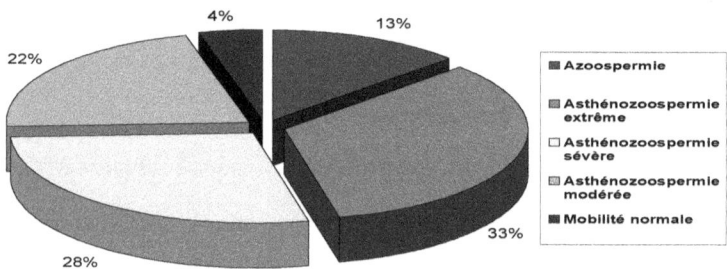

Figure N°8 : Répartition des patients selon le pourcentage des spermatozoïdes motiles.

III-1-4- Morphologie des spermatozoïdes.

L'étude de la morphologie des spermatozoïdes a montré : *(Figure N°9)*.

• Une morphologie jugée normale chez 81 patients.

• Une tératozoospermie modéré chez 29 patients, sévère chez 20 patients et majeure chez 15 patients.

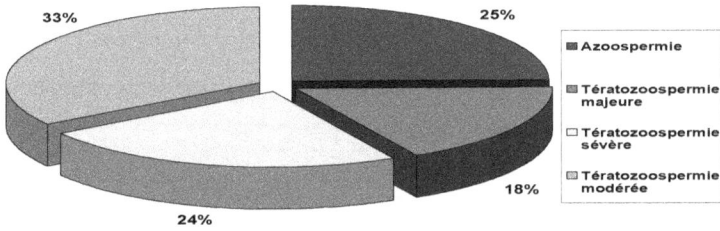

Figure N°9 : Répartition des patients selon le pourcentage des
spermatozoïdes de morphologie normale.

III-2- ETUDE DU SPERMOGRAMME EN FONCTION DU TYPE DE LA STÉRILITÉ.

L'étude des spermogrammes a montré que les moyennes des paramètres spermatiques ont été significativement plus basses chez les patients présentant une infertilité de type primaire que ceux présentant une infertilité de type secondaire (p < 0,05). (Tableau N°6).

Type d'infertilité	Primaire	Secondaire	P_{value}
Nombre de patients	128	38	
Numération (1× 10^6spermatozoïdes/ml)	23,43 ± 33,15	32,60 ± 36,91	0,02
Motilité (%)	13,10 ± 10,98	17,52 ± 12,28	0,05
TMC (1× 10^6)	5,79 ± 8,44	10,69 ± 9,79	0,01
Morphologie normale (%)	31,21 ± 23,67	42,20 ± 29,10	0,05

Tableau N°6 : Etude des moyennes des paramètres spermatiques en
fonction du type de l'infertilité.

39

III-3- ETUDE DU SPERMOGRAMME EN FONCTION DE L'AGE.

Les paramètres spermatiques ont été plus altérés quand l'âge du patient est élevé. *(Figure N°10).*

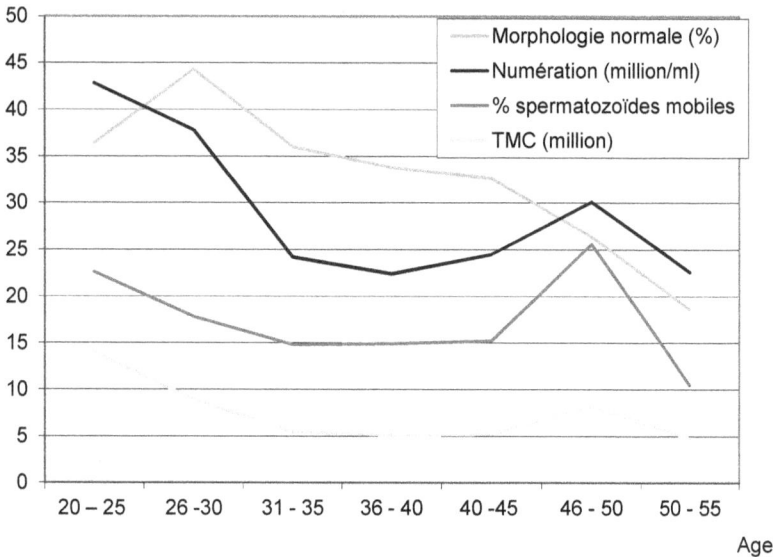

Figure N°10 : Etude des moyennes des paramètres spermatiques en fonction de l'âge des patients

Toutefois, l'étude des paramètres spermatiques chez les patients âgés entre 46 et 50 ans semble donner des chiffres moins altérés que chez ceux des patients âgés entre 30 et 45 ans. Ceci pourrait s'expliquer par le fait que la majorité des patients âgés entre 46 et 50 ans présentent une infertilité secondaire.

Par ailleurs, si on compare les spermogrammes des patients présentant une infertilité primaire, on remarque que la concentration des spermatozoïdes/ml, le TMC et le taux des spermatozoïdes de morphologie normale ont été significativement plus altérés chez les patients âgés de plus de 30 ans. (*Tableau N°7*).

Age	< 30 ans	> 30 ans	p_{value}
Nombre de patients	41	87	
Numération (1×10^6 spermatozoïdes/ml)	$38,8 \pm 40,85$	$20,47 \pm 33,81$	0,03
Motilité (%)	$19,8 \pm 11,82$	$14,90 \pm 10,82$	0,1
TMC (1×10^6)	$12,9 \pm 11,04$	$5,15 \pm 6,61$	0,05
Morphologie normale (%)	$41,34 \pm 19,81$	$30,87 \pm 20,91$	0,05

Tableau N° 7 : Etude des moyennes des paramètres spermatiques en fonction de l'âge chez les patients présentant une infertilité primaire.

III-4- ETUDE DES SPERMOGRAMMES EN FONCTION DU GRADE HÉMODYNAMIQUE DE LA VARICOCÈLE.

Les paramètres spermatiques paraissent être plus altérés chez les patients ayant une varicocèle de haut grade (grade III) que chez les patients ayant une varicocèle de bas grade (I et II). Mais, la différence des moyennes n'a été statistiquement significative que concernant le taux des spermatozoïdes de morphologie normale (37% contre 30%). *(Tableau N° 8).*

Grade hémodynamique	I et II	III	P value
Nombre de patients	86	80	
Numération (1× 10⁶spermatozoïdes/ml)	29,83 ± 34,16	20,90 ± 33,74	0,1
Motilité (%)	14,97 ± 13,26	13,18 ± 8,98	0,3
TMC (1× 10⁶)	8,02 ± 9,19	5,17 ± 8,12	0,1
Morphologie normale (%)	37,12 ± 24,03	30,07 ± 22,07	0,05

Tableau N° 8 : Etude des moyennes des paramètres spermatiques en fonction du grade hémodynamique de la varicocèle.

III-5- ETUDE DU SPERMOGRAMME EN FONCTION DU VOLUME TESTICULAIRE.

Les moyennes des paramètres spermatiques semblent aussi être plus basses chez les patients présentant une hypotrophie testiculaire que chez ceux ayant des testicules de tailles normales. Mais la différence des moyennes n'a pas été statistiquement significative (p > 0,05). (Tableau N° 9).

Volume testiculaire	Hypotrophique	Normale	pvalue
Nombre de patients	22	144	
Numération (1× 10⁶spermatozoïdes/ml)	23,91 ± 30,35	25,77 ± 34,78	0,9
Motilité (%)	13,09 ± 7,51	14,27 ± 11,90	0,5
TMC (1× 10⁶)	5,97 ± 7,4	6,53 ± 9,03	0,5
Morphologie normale (%)	33,27 ± 24,82	33,79 ± 23,16	0,9

Tableau N° 9 : Etude des moyennes de paramètres spermatiques en fonction du volume testiculaire

IV. RESULTATS DU TRAITEMENT DE LA VARICOCELE.

Après traitement de la varicocèle, nous avons obtenu une amélioration significative des paramètres spermatiques chez 133 patients (80,1% des cas). Ainsi, nous avons noté une augmentation significative des moyennes des concentrations et des pourcentages des spermatozoïdes motiles, passant respectivement de 25,6 à 29,9 $.10^6$ spermatozoïdes/ml et de 14,9 à 23,1%. Cependant, la moyenne des pourcentages des spermatozoïdes de forme normale n'a pas augmenté de façon significative (Tableau N°10).

Spermogramme	Préopératoire	Postopératoire	P_{value}
Numération (1×10^6 spermatozoïdes/ml)	$25,65 \pm 40,6$	$29,93 \pm 42,86$	0,05
Motilité (%)	$14,89 \pm 28,72$	$23,12 \pm 33,7$	0,01
TMC (1×10^6)	$4,81 \pm 14,06$	$24,36 \pm 40,7$	0,005
Morphologie normale (%)	$33,12 \pm 29,8$	$33,97 \pm 32,78$	0,5

Tableau N° 10 : Evolution des moyennes des paramètres spermatiques après traitement

D'autre part, 97 couples ont pu avoir au moins une grossesse menée à terme (58,4%), dont 59 grossesses survenues de façon naturelle et 38 après recours à la PMA.

Cependant, les résultats ont été différents selon que le patient présente en préopératoire une azoospermie totale ou un certain nombre de spermatozoïdes dans l'éjaculat.

IV-1- PATIENTS AVEC AZOOSPERMIE TOTALE.

IV-1-1- AMÉLIORATION DE LA SPERMATOGENÈSE.

IV-1-1-1- Résultats globaux.

Après traitement, nous avons obtenu des spermatozoïdes motiles dans l'éjaculat chez 9 patients soit 42,8% des cas avec une concentration moyenne de $1,7 \times 10^6$ spermatozoïdes/ml et des moyennes de pourcentages de spermatozoïdes motiles et de morphologie normales respectivement de 17% et 14,6%. Chez ces patients, les spermatozoïdes ont été présents dans l'éjaculat dés le 3ème mois post opératoire. Cependant, nous avons observé une rechute en azoospermie chez un patient après 12 mois de traitement (Figure N° 11).

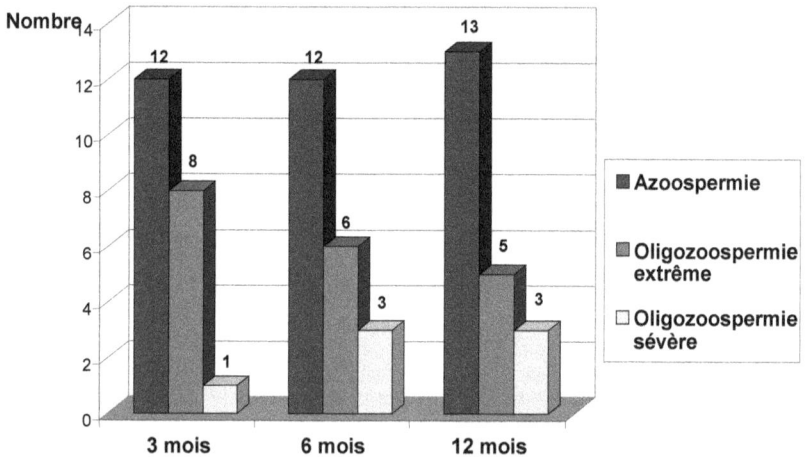

Figure N°11 : Evolution de la numération des spermatozoïdes chez les patients azoospermiques après traitement de la varicocèle.

44

IV-1-1-2- Résultats en fonction du grade hémodynamique de la varicocèle.

L'induction de la spermatogenèse a été observée chez 6 patients parmi 12 opérés pour varicocèle grade II (50%) et chez 3 patients parmi 9 opérés pour varicocèle grade III (33,3%).

IV-1-1-3- Résultats en fonction du volume testiculaire.

Une hypotrophie testiculaire a été observée chez deux patients soit 9,5% des cas. Tous les patients qui ont obtenu une spermatogenèse en post opératoire avaient initialement un volume testiculaire normal.

IV-1-1-4- Résultats en fonction du côté de l'intervention.

L'induction de la spermatogenèse a été observée chez un patient parmi 8 opérés pour varicocèle unilatérale (12,5%) et chez 8 patients parmi 13 opérés pour varicocèle bilatérale (61,5%).

IV-1-2- RÉSULTAT SUR LA PROCRÉATION.

Parmi les patients qui avaient en préopératoire une azoospermie totale, un couple a pu avoir une grossesse naturelle menée à terme après traitement chirurgical de la varicocèle, soit 4,7% des cas. Cette grossesse est survenue après un délai de 11 mois. D'autant plus, l'obtention de spermatozoïdes dans l'éjaculat a permis à 5 couples d'avoir une grossesse à l'aide d'une ICSI sans recourir au prélèvement chirurgical des spermatozoïdes testiculaires.

IV-2- PATIENTS AYANT UNE SPERMATOGENESE.

IV-2-1- RÉSULTAT SUR LE SPERMOGRAMME.

IV-2-1-1- RESULTATS GLOBAUX.

Après traitement, nous avons observé une amélioration statistiquement significative des paramètres spermatiques chez 124 patients soit 85,51% des cas. Cette amélioration a porté sur la concentration et sur la motilité des spermatozoïdes dont les moyennes ont passé respectivement de 29,22 à 33,93 spermatozoïdes/ml et de 16,15 à 25,62%. Cependant, le pourcentage des spermatozoïdes de morphologie normale n'a pas augmenté après traitement. (Tableau N° 11).

Spermogramme	Préopératoire	Postopératoire	P_{value}
Numération (1×10^6 spermatozoïdes/ml)	$29,22 \pm 35,04$	$33,93 \pm 34,27$	0,002
Motilité (%)	$16,15 \pm 10,76$	$25,62 \pm 12,83$	0,001
TMC (1×10^6)	$7,39 \pm 9,06$	$32,56 \pm 41,31$	0,001
Morphologie normale (%)	$38,61 \pm 20,80$	$37,86 \pm 15,83$	0,531

Tableau N° 11 : Evolution des moyennes de paramètres spermatiques après traitement.

IV-2-1-2- RESULTATS EN FONCTION DE LA NUMERATION SPERMATIQUE.

IV-2-1-2-1- En cas d'oligospermie extrême.

Chez les patients ayant une oligozoospermie extrême, nous avons noté une amélioration significative du nombre et de la motilité des spermatozoïdes dont les moyennes ont passé respectivement de 0,5 à $7,4.10^6$ spermatozoïdes/ml et de 9,2 à 19,2%. Tandisque l'amélioration de la morphologie n'a pas été significative. (Tableau N° 12).

Spermogramme	Préopératoire	Postopératoire	P_{value}
Numération (1×10^6 spermatozoïdes/ml)	$0,50 \pm 0,30$	$7,48 \pm 15,63$	0,038
Motilité (%)	$9,25 \pm 5,21$	$19,25 \pm 10,63$	0,001
TMC (1×10^6)	$1,18 \pm 4,02$	$6,30 \pm 15,14$	0,001
Morphologie normale (%)	$18,24 \pm 14,13$	$27,33 \pm 16,58$	0,127

Tableau N° 12 : Evolution des moyennes des paramètres spermatiques après traitement en cas d'oligospermie extrême.

IV-2-1-2-2- En cas d'oligospermie sévère.

Chez les patients présentant une oligozoospermie sévère, nous avons noté une amélioration statistiquement significative de tous les paramètres spermatiques. (Tableau N° 13).

Spermogramme	Préopératoire	Postopératoire	P_{value}
Numération (1×10^6 spermatozoïdes/ml)	$4,56 \pm 2,57$	$12,29 \pm 7,13$	0,001
Motilité (%)	$17,68 \pm 10,76$	$25,81 \pm 11,01$	0,001
TMC (1×10^6)	$1,78 \pm 2,17$	$10,88 \pm 8,34$	0,001
Morphologie normale (%)	$27,63 \pm 14,43$	$31,06 \pm 12,99$	0,029

Tableau N° 13 : Evolution des moyennes des paramètres spermatiques après traitement en cas d'oligospermie sévère.

IV-2-1-2-3- En cas d'oligospermie modérée.

Chez les patients ayant une oligozoospermie modérée, nous avons noté une augmentation significative du nombre des spermatozoïdes et du TMC dont les moyennes ont passé respectivement de 15,4 à 20,3 10^6 spermatozoïdes / ml et 18,9 à 18,9 .10^6 spermatozoïdes motiles. Tandisque l'augmentation des moyennes des pourcentages des spermatozoïdes motiles et de morphologie normale n'ont pas été significatives. (Tableau N° 14).

Spermogramme	Préopératoire	Postopératoire	P_{value}
Numération (1×10^6spermatozoïdes/ml)	$15,39 \pm 2,29$	$20,39 \pm 7,96$	0,02
Motilité (%)	$23,91 \pm 15,40$	$27,13 \pm 12,41$	0,128
TMC (1×10^6)	$5,91 \pm 5,42$	$18,90 \pm 12,34$	0,001
Morphologie normale (%)	$31,17 \pm 10,85$	$34,21 \pm 11,93$	0,074

Tableau N° 14 : Evolution des paramètres spermatiques après traitement en cas d'oligospermie modérée.

IV-2-1-2-4- En cas d'asthénospermie isolée :

Chez les patients ayant une asthénospermie isolée, le traitement de la varicocèle a permis d'augmenter significativement les moyennes des pourcentages des spermatozoïdes motiles et du TMC, qui ont passé respectivement de 14,7 à 27,6% et de 15,3 à 67,7 spermatozoïdes motiles. (Tableau N° 15).

Spermogramme	Préopératoire	Postopératoire	p_{value}
Numération (1×10^6spermatozoïdes/ml)	$67,98 \pm 28,92$	$69,09 \pm 31,20$	0,757
Motilité (%)	$14,68 \pm 7,66$	$27,64 \pm 14,57$	0,001
TMC (million)	$15,34 \pm 9,56$	$67,72 \pm 48,72$	0,001
Morphologie normale (%)	$51 \pm 25,14$	$49,54 \pm 19,38$	0,1

Tableau N°15 : Evolution des moyennes des paramètres spermatiques après traitement en cas d'asthénospermie isolée.

IV-2-1-3- RESULTATS EN FONCTION DE LA MORPHOLOGIE DES SPERMATOZOÏDES.

Après traitement, nous avons noté une augmentation significative du pourcentage des spermatozoïdes de morphologie normale chez les patients ayant une tératozoospermie majeure et sévère dont les moyennes ont passé respectivement de 7,32 à 16,9% et de 15,7 à 23,3%. Cependant, l'augmentation du pourcentage des spermatozoïdes de morphologie normale chez les patients ayant une tératozoospermie modérée n'a pas été significative (Tableau N° 16).

Morphologie initiale	Nombre	Préopératoire	Postopératoire	p_{value}
Tératospermie majeure	15	7,32 ± 2,92	16,93 ± 6,20	0,03
Tératospermie sévère	20	15,7 ± 5,66	23,3 ± 7,57	0,05
Tératospermie modérée	29	26,72 ± 9,56	31,20 ± 12,72	0,1
Morphologie normale	81	54 ± 21,14	49,28 ± 19,38	0,3

Tableau N°16 : Evolution des moyennes des pourcentages des spermatozoïdes de forme normale en fonction de la morphologie initiale.

IV-2-1-4- RESULTATS EN FONCTION DU VOLUME TESTICULAIRE.

L'amélioration de la concentration, du pourcentage des spermatozoïdes motiles et du TMC a été plus significative chez les patients ayant un testicule de volume normal que chez les patients ayant une hypotrophie testiculaire. Cependant, nous n'avons pas noté d'amélioration significative du pourcentage des spermatozoïdes de morphologie normale chez les deux groupes. (Tableau N° 17)

Volume du testicule	Hypotrophique			Taille normale		
Nombre de patients	20			125		
Spermogramme	Préopératoire	Postopératoire	p	Préopératoire	Postopératoire	p
Numération $(1 \times 10^6/\text{ml})$	22,3±20,6	30,7±16,5	0,1	28,6±30,1	40,6±28,4	0,03
Motilité (%)	14,4±15,7	18,9±12,9	0,05	18,4±14,3	35,2±16,9	0,01
TMC(1×10^6)	6,5±7,4	30,2±22,9	0,03	7,5±10,9	32,6±17,6	0,001
Morphologie normale (%)	36,6±20,8	33,4±18,6	0,5	36,9±34,1	38,5±24,3	0,5

Tableau N°17 : Evolution des moyennes des paramètres spermatiques en fonction du volume testiculaire

IV-2-1-5- RESULTATS EN FONCTION DU GRADE HEMODYNAMIQUE DE LA VARICOCELE.

Après traitement, nous avons noté une amélioration de la numération et de la motilité spermatique aussi bien chez les patients présentant une varicocèle de bas grade et de haut grade. Cependant, l'amélioration a été plus significative chez les patients ayant une varicocèle grade III. (Tableau N°18)

Grade de la varicocèle	Grade I et II			Grade III		
Nombre de patients	74			71		
Spermogramme	Préopératoire	Postopératoire	p	Préopératoire	Postopératoire	p
Numération $(1\times10^6/ml)$	34,6±21,6	39,9±26,3	0,05	19,5±12,1	32,7±20,6	0,01
Motilité (%)	21,6±17,9	27,6±20,5	0,03	14,8±12,8	28,5±19,8	0,01
TMC(1×10^6)	14,3±6,8	32,8±14,7	0,01	5,9±6,3	30,9±10,6	0,01
Morphologie normale (%)	43,1±30,6	40,7±28,6	0,5	33,8±14,7	34,2±13,1	0,5

Tableau N°18 : Evolution des moyennes des paramètres spermatiques en fonction du grade hémodynamique de la varicocèle.

IV-2-1-6- RESULTATS EN FONCTION DU SIEGE DE LA VARICOCELE.

Après traitement, nous avons noté une amélioration de la numération et de la motilité des spermatozoïdes aussi bien chez les patients opérés de varicocèle unilatérale que chez les patients opérés de varicocèle bilatérale. Cependant, cette amélioration a été plus significative chez le groupe des patients opérés de varicocèle bilatérale. (Tableau N°19)

Siège de la varicocèle	Unilatérale			Bilatérale		
Nombre de patients	70			75		
Spermogramme	Préopératoire	Postopératoire	p	Préopératoire	Postopératoire	p
Numération $(1 \times 10^6/\text{ml})$	29,4±22,8	35,2±21,5	0,05	21,1±25,6	34,6±24,4	0,03
Motilité (%)	20,7±18,3	28,7±18,9	0,03	12,6±11,2	26,4±13,6	0,01
TMC(1×10^6)	12,8±5,8	34,5±18,9	0,01	7,2±9,2	30,7±20,6	0,003
Morphologie normale (%)	37,6±22,1	36,8±22,9	0,5	38,5±25,2	37,6±22,3	0,5

Tableau N°19: Evolution des moyennes des paramètres spermatiques en fonction du siège de la varicocèle.

IV-2-2- RESULTATS SUR LA PROCREATION.

Après traitement, 58 couples ont pu avoir au moins une grossesse survenue de naturellement soit 40% des cas. Le délai moyen de conception a été de $11,08 \pm 3,63$ mois avec des extrêmes de 4 à 22 mois. Le maximum des grossesses sont survenues entre le 6ème et le 16ème mois post opératoire avec un pic de fréquence entre le 12ème et le 14ème mois postopératoire. (Fig N° 12)

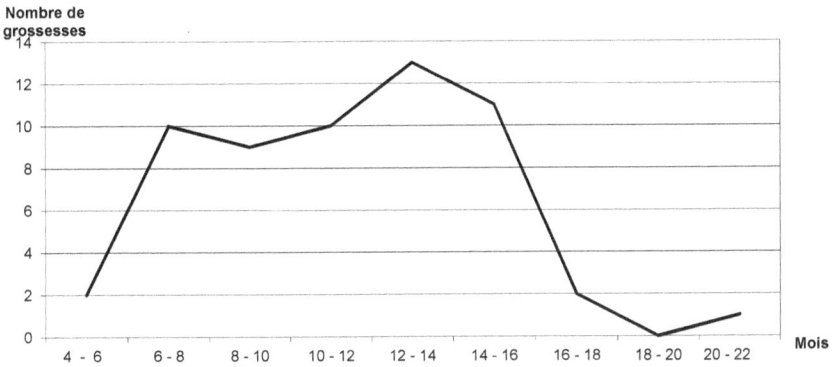

Figure N° 12 : Délais de survenue des grossesses chez les couples après traitement de la varicocèle.

Parmi les couples qui n'ont pas eu de grossesses naturelles après traitement de la varicocèle, Quarante-trois ont eu recours à la PMA ce qui a permis d'obtenir une grossesse chez 33 couples, soit 77% des cas. Parmi eux :

– 32 couples ont eu recours à la FIV permettant d'avoir une grossesse chez 25 femmes soit 78,12% des cas.

– 11 couples ont eu recours à une ICSI permettant d'avoir une grossesse chez 8 femmes soit 72,72% des cas.

V - FACTEURS PRÉDICTIFS DE L'AMÉLIORATION DE LA FERTILITÉ.

V-1- LE TYPE D'INFERTILITE.

Le taux de procréation naturelle chez les couples traités pour infertilité secondaire a été significativement plus élevé qu'à celui des couples traités pour infertilité primaire (Tableau N° 20).

Type d'infertilité	Avec grossesse	Sans grossesse	P
Primaire	37 (34,5%)	70 (75,5%)	0,021
Secondaire	21 (55,2%)	17 (44,8%)	

Tableau N° 20 : Taux de procréation naturelle du couple après traitement de la varicocèle en fonction du type de l'infertilité.

V-2- L'AGE.

Le taux de procréation naturelle chez les couples dont l'homme est âgé de moins de 30 ans a été significativement supérieur à celui des couples dont l'homme est âgé de plus de 30 ans ($P < 0,03$). Toutefois, ce taux a été aussi élevé chez les patients âgés de plus de 40 ans, ceci peut s'expliquer par le fait que la majorité de ces patients (61,5%) présentaient une infertilité secondaire (Tableau N° 21).

Âge des patients	Nombre de couples	Nombre de grossesses	Taux de procréation
< 30	31	16	51,61%
30 - 35	42	14	33,33%
36 - 40	46	16	34,78%
> 40	26	12	46,15%

Tableau N° 21 : Taux de procréation naturelle du couple après traitement de la varicocèle en fonction de l'âge des patients.

V-3- LE GRADE HEMODYNAMIQUE DE LA VARICOCELE.

Le taux de procréation naturelle chez le couple a été significativement plus élevé chez les patients ayant une varicocèle de bas grade (I et II) qu'à celui des patients présentant une varicocèle grade III. (Tableau N° 23)

Grade hémodynamique de la varicocèle.	Avec grossesse	Sans grossesse	P
Grade I et II	36 (48,64%)	38 (51,36%)	0,022
Grade III	22 (30,98%)	49 (69,02%)	

Tableau N° 23 : Taux de procréation naturelle du couple après traitement de la varicocèle en fonction du grade hémodynamique de la varicocèle.

V-4- LE VOLUME TESTICULAIRE.

Le taux de procréation du couple des patients ayant un testicule de volume normal a été plus élevé que celui des patients ayant une hypotrophie testiculaire. L'étude statistique ne peut être appliquée vue que le nombre des patients ayant une hypotrophie testiculaire est faible. (Tableau N° 24)

Volume testiculaire	Avec grossesse	Sans grossesse
Normal	53	72
Hypotrophie testiculaire	5	15

Tableau N° 24 : Taux de procréation naturelle du couple après traitement de la varicocèle en fonction du volume testiculaire.

V-5- LE NOMBRE DES SPERMATOZOÏDES.

Le taux de procréation naturelle du couple a été proportionnel à la concentration des spermatozoïdes en préopératoire. (Tableau N° 25).

Concentration initiale des spermatozoïdes	Nombre de patients	Nombre de grossesses	Taux de procréation
Oligozoospermie extrême.	24	2	8,33%
Oligozoospermie sévère	44	12	27,27%
Oligozoospermie modérée.	23	8	34,78%
Asthénospermie isolée	54	36	67%

Tableau N° 25: Taux de procréation naturelle du couple en fonction de la concentration initiale des spermatozoïdes.

V-6- LA MORPHOLOGIE DES SPERMATOZOÏDES.

De même, le taux de procréation naturelle du couple a été proportionnel au pourcentage des spermatozoïdes de forme normale en préopératoire. (Tableau N° 26).

Morphologie des spermatozoïdes	Nombre de patients	Nombre de grossesses	Taux de paternité
Normale	81	47	58,02%
Tératospermie modérée	30	8	26,66%
Tératospermie sévère	20	3	15%
Tératospermie majeure	14	0	0%

Tableau N° 26 : Taux de procréation naturelle du couple en fonction du pourcentage des spermatozoïdes de forme normale en préopératoire.

V-7- LA BILATERALITE DE LA VARICOCELE.

Le taux de procréation naturelle du couple a été significativement plus élevé chez les patients opérés pour varicocèle bilatérale. (Tableau N° 27)

Siège de la varicocèle	Nombre de patients	Taux de procréation chez le couple	p
Unilatérale.	70	38,5%	0,03
Bilatérale.	75	48%	

Tableau N° 27 : Taux de procréation naturelle chez le couple en fonction du siège de la varicocèle.

VI- EFFETS DU TRAITEMENT DE LA VARICOCÈLE SUR LA FERTILITÉ ET LE CHOIX DE LA TECHNIQUE DE LA PMA.

VI-1- AUGMENTATION DU TMC.

Après traitement chirurgical de la varicocèle, 79 couples on pu avoir une augmentation du TMC (47,59%) leur permettant de changer le moyen de la PMA proposé en préopératoire par un autre plus simple et anodin que prévu. (Tableau N° 28).

TMC préopératoire (1×10^6)	Nombre de patients	TMC postopératoire (1×10^6)			
		0	<1,5	1,5-5	>5
Azoospermie totale	21	12	9	0	0
<1,5	62	0	10	19	33
1,5-5	22	0	1	3	18
>5	61	0	0	3	58

Tableau N° 28 : Evolution du TMC après traitement de la varicocèle.

VI-2- AMELIORATION DE LA FERTILITE NATURELLE.

Après traitement chirurgical de la varicocèle, 59 couples (35,54%) ont pu avoir une grossesse naturelle sans recourir aux moyens de PMA ; le taux de procréation du couple a été proportionnel au TMC préopératoire (Tableau N°29)

TMC préopératoire (1×10^6 spermatozoïdes)	Nombre de patients	Taux de procréation chez le couple
Azoospermie totale	21	1 (4,7%)
<1,5	62	10 (16%)
1,5-5	22	9 (41%)
>5	61	39 (63%)

Tableau N° 29 : Taux de procréation chez le couple après traitement de la varicocèle en fonction du TMC préopératoire.

VI-3- CHANGEMENT DES INDICATIONS DE LA PMA.

En préopératoire, 62 couples ont été candidats à une micro-injection de spermatozoïde (TMC < $1,5 \times 10^6$), 22 couples ont été candidats à une fécondation in vitro (TMC entre 1,5 et 5×10^6), 61 couples ont été candidats à une insémination intra-utérine (TMC > 5×10^6) et 21 couples ont été candidats à une TESE suivie d'une ICSI si le prélèvement révèle la présence de spermatozoïdes ou des spermatides.

En postopératoire, 59 couples (35,54%) ont pu avoir une grossesse naturelle sans recourir aux moyens de PMA. Concernant les couples qui n'ont pas eu de grossesses après traitement de la varicocèle, parmi 13 couples qui ont été candidats à une FIV, 9 couples pourraient utiliser une IIU simple. Ainsi que parmi 52 couples qui ont été candidats à une ICSI, 19 couples pourraient utiliser une FIV et 23 couples pourraient utiliser une IIU. De même, parmi 20 couples dont les hommes ont été azoospermiques, 8 couples pourraient se servir des spermatozoïdes obtenus dans l'éjaculat en vu d'une ICSI, sans recourir aux moyens invasifs du prélèvement chirurgical des spermatozoïdes (TESE) (Figure N° 13).

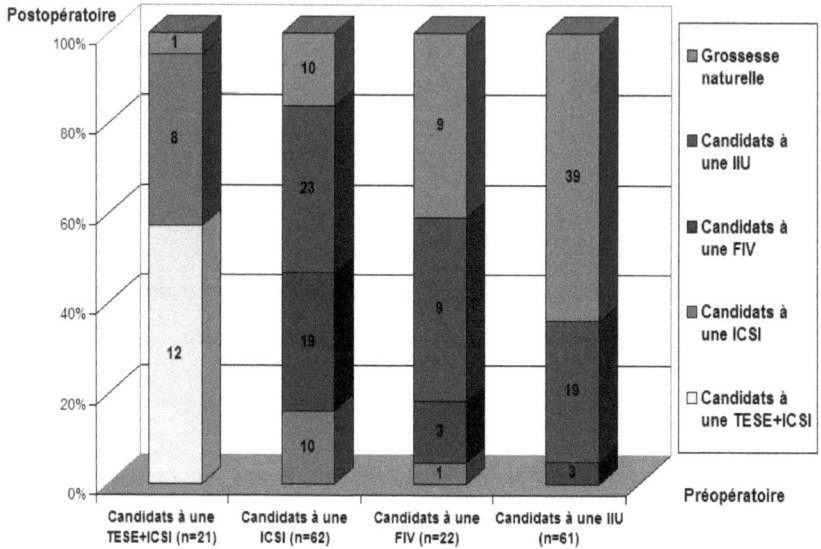

Figure N°13 : Effets du traitement chirurgical de la varicocèle sur la fertilité naturelle et sur le choix de la technique de la PMA.

VI-4- AMELIORATION DES RESULTATS DE LA PMA.

Il faut souligner le fait qu'avant le traitement chirurgical de la varicocèle, 17 couples ont déjà essayé les moyens de la PMA à une ou plusieurs reprises sans avoir de grossesses. Mais après traitement, 2 couples ont pu avoir des grossesses de façon naturelle, et 12 couples ont pu avoir des grossesses après recours à la PMA.

DISCUSSION

I- RETENTISSEMENT DE LA VARICOCÈLE SUR LA FERTILITÉ.

I-1- DONNEES EPIDEMIOLOGIQUES.

La varicocèle est une anomalie relativement fréquente, sa prévalence dans la population générale est estimée à 15%. Quoique, elle semble être plus fréquente dans la population des hommes hypofertiles [204]. Une étude faite par l'organisation mondiale de la santé [204] à propos de 9034 hommes infertiles suggère qu'il existe une relation de cause à effet entre la varicocèle et l'infertilité. Ainsi, le taux de varicocèle a été de 11,7% chez les hommes ayant un spermogramme normal et de 25,4% chez les hommes ayant une oligo-asthéno-tératospermie. Selon cette même étude, 35% des patients consultant pour infertilité primaire présentaient une varicocèle, ce taux était de 81% chez les patients présentant une infertilité secondaire.

I-2- RETENTISSEMENT HISTOLOGIQUE.

Chez les patients présentant une varicocèle clinique, la fréquence des lésions histologiques testiculaires est estimée à 90 % des cas [1]. Ces lésions intéressent à des degrés variables l'ensemble des compartiments cellulaires du testicule [1,53].

− La lignée germinale est la plus fréquemment touchée. Les lésions associent un épaississement de la membrane basale des tubes séminifères et un arrêt de la spermatogenèse à différents stades de maturation voire une dégénérescence des cellules germinales.

− Une vacuolisation des cellules de Sertoli.

– Des altérations des cellules de Leydig [14]. Selon Hadziselimovic [76], la varicocèle entraîne au début une atrophie cellules de Leydig, puis à un stade tardif, on assiste à une hyperplasie de ces cellules.

Ces lésions histologiques apparaissent de façon progressive et précèdent l'apparition d'une hypotrophie testiculaire qui est fréquemment observée chez les patients hypofertiles porteurs d'une varicocèle. Hadziselimovic [76] a montré que les lésions histologiques et notamment les lésions de fibrose sont beaucoup moins sévères chez les adolescents que chez les adultes porteurs de varicocèle.

I-3- RETENTISSEMENT SUR LE SPERMOGRAMME.

1-3-1- Modifications de la biochimie séminale.

Le volume spermatique est généralement non modifié par la présence de la varicocèle, ceci s'explique par le fait que le sperme est secrété en majorité par la prostate et les vésicules séminales dont les fonctions ne sont pas modifiées par la présence de la varicocèle [4].

En revanche, l'étude de la biochimie du plasma séminal montre une concentration significativement plus élevée des dérivés actifs de l'oxygène (DAO) chez les patients porteurs de varicocèle, associée à une diminution de la capacité antioxydant du plasma séminal [10,36,174]. La production accrue de ces molécules en particulier de l'oxyde nitrique semble avoir un effet nocif sur la spermatogenèse et la production des hormones stéroïdes. En effet, il a été démontré qu'il existe une corrélation positive entre l'augmentation de la concentration des DAO et la diminution de la concentration et de la motilité des spermatozoïdes, ainsi qu'une augmentation du taux des spermatozoïdes de morphologie anormale (rétention des résidus cytoplasmiques) [209].

1-3-2- Altération des paramètres spermatiques.

La présence d'une varicocèle serait responsable d'une diminution du nombre et de la motilité des spermatozoïdes et d'une tératozoospermie de degré variable [44]. Mac Leod [112] a décrit ces anomalies en 1965 par le stress pattern. La fréquence de ces anomalies est variable dans la littérature. Cockett et al [40] ont rapporté que 55% des hommes porteurs de varicocèle (infertiles ou non) ont un spermogramme altéré, ce taux n'est que de 20% selon Adjiman [3]. Toutefois, ces anomalies ne sont pas spécifiques de la varicocèle puisqu'elles peuvent se rencontrer dans d'autres situations comme les infections génitales et certaines endocrinopathies [3].

Par ailleurs, certaines anomalies morphologiques décrites par Mac Leod [112] sont évocatrices de la varicocèle, associant un effilement des têtes des spermatozoïdes, des anomalies de la pièce intermédiaire (rétention de restes cytoplasmiques et angulation) et la desquamation des gamètes immatures. Mais, ces anomalies ne sont présentes que dans 15 à 20% des cas. Dans la plupart des cas, l'aspect rencontré est celui d'anomalies morphologiques polymorphes prédominantes sur la tête.

1-3-3- Altérations nucléaires

La diminution du pouvoir antioxydant du plasma séminal favorise l'oxydation de l'ADN et de l'ARN entraînant des aberrations du code génétique et des erreurs lors de la réplication et de la réparation de l'ADN [15,151,156,157].

1-3-4- Diminution de la vitalité des spermatozoïdes.

Lin [109] en comparant le sperme d'hommes infertiles ayant une varicocèle et celui d'hommes sains (groupe témoin) a trouvé une expression accrue de Fas et Fas-Ligand associée à une apoptose significativement plus importante chez les hommes porteurs de varicocèle (29 % vs 9 %) selon les données du test TUNEL.

I-4- RETENTISSEMENT HORMONAL.

Les altérations histologiques des tubes séminifères et des cellules de Leydig peuvent retentir sur la sécrétion des hormones testiculaires, et perturber le contrôle hormonal hypothalamo-hypophysaire.

I-4-1- Le testostérone.

L'étude de l'OMS 1992 [204] a montré que le taux moyen de la testostéronémie chez les hommes porteurs de varicocèle clinique a été significativement plus bas chez les hommes âgés de plus de 30 ans par rapport aux hommes de même âge ne présentant pas de varicocèle et par rapport aux hommes porteurs de varicocèle clinique âgés de moins de 30 ans. Par contre, certains auteurs [45,46] ont montré que le taux plasmatique de la testostérone est rarement affecté par la varicocèle. Plutôt, c'est le testostérone intra testiculaire (responsable directement de la régulation de la spermatogenèse) qui est diminué en cas de varicocèle. Dans le même contexte, Hudson [82] a rapporté un taux normal de testostérone plasmatique et séminal chez les hommes porteurs de varicocèle, mais le taux de dihydrotestostérone (DHT) a été significativement inférieur à la normale quand la densité du sperme était de moins de 30 million/ml.

I-4-2- Les hormones gonadotrophiques: LH et FSH.

Pasqualotto [143] a montré que le taux plasmatique de la FSH est directement corrélé aux anomalies du spermogramme. Il a comparé les paramètres spermatiques et les taux plasmatiques des hormones sexuelles (Testostérone, FSH et LH) chez 3 groupes de patients : hommes infertiles porteurs de varicocèle (n=71), hommes fertiles porteurs de varicocèle (n=79) et hommes fertiles sans varicocèle (n=217). La moyenne des concentrations des spermatozoïdes/ml a été significativement plus basse chez le premier groupe que chez le deuxième et le troisième groupe, respectivement $33,7 \pm 23,3 \times 10^6$, $101,8 \pm 76,6 \times 10^6$ et $111,8 \pm 74,2 \times 10^6$/ml. De même pour la moyenne des pourcentages des spermatozoïdes motiles, respectivement 37,2% ± 23,9%, 53,9% ± 17,4% et 58,9% ± 15,8%. Le taux de FSH a été plus élevé chez le premier groupe (7,8 ± 7,6 IU/L) que chez le deuxième et le troisième groupe, respectivement 3,5 ± 2,1 et 3,5 ± 1,9 IU/L. Par contre, Les taux de Testostérone et de LH n'ont pas été significativement différents. Ces constatations ont été aussi rapportées par la plupart des études [33,44].

Le plus intéressant encore, est la réponse à la stimulation par la GnRH. ce test entraîne une augmentation exagérée des taux de FSH et LH, chez les hommes porteurs de varicocèle, témoignant d'une souffrance du tissue interstitiel et germinale et d'une insuffisance de la sécrétion de testostérone et de l'inhibine B [104,137].

I-5- LES FACTEURS AGGRAVANTS.

I-5-1- La durée d'évolution de la varicocèle.

Dans notre série, on a remarqué que le degré d'altération des paramètres spermatiques a été proportionnel à l'âge du patient. En effet, le caractère progressif de l'effet néfaste de la varicocèle est bien démontré par la plupart des études [12,28,38]. Et bien que la durée d'évolution de la varicocèle est souvent difficile à préciser par le patient, vu que cette pathologie est souvent asymptomatique et d'installation progressive, elle peut être estimée si on admet que la varicocèle apparaît souvent vers l'âge de la puberté comme avait démontré la majorité des études [81,138,176]. Paduch [138] en comparant les spermogrammes d'un groupe d'adolescents porteurs de varicocèle grade II et III à un groupe de même âge sains, a trouvé une diminution de la motilité et du nombre des spermatozoïdes morphologiquement normaux chez le groupe porteur de varicocèle. Dans le même contexte, Hienz [81] a montré que les changements initiaux dans le spermogramme consistent en une asthénospermie. Puis, après un certain temps, on observe une réduction du nombre et une altération de la morphologie des spermatozoïdes. Ces lésions continuent à évoluer même à l'âge adulte, Chehval [38] a suivit l'évolution des paramètres spermatiques chez 13 hommes jeunes âgés de 25 à 35 ans et porteurs de varicocèle non traitée. Le suivi était prolongé sur une période de 8 ans. Il a remarqué une altération progressive des spermogrammes de contrôle portant sur les 3 paramètres spermatiques.

I-5-2- Le grade hémodynamique de la varicocèle.

Certains auteurs ont montré que les anomalies du spermogramme semblent être aggravées par le grade de la varicocèle [6,50]. D'autres, ne trouvent pas de corrélation évidente [7,41]. Comhaire [41] a montré que la concentration des spermatozoïdes a été inversement liée au grade de la varicocèle, mais il n'a pas trouvé de différence significative concernant la motilité et la morphologie des spermatozoïdes.

Dans le même contexte, la plupart de études trouvent une corrélation statistiquement significative entre le grade de la varicocèle et la fréquence de l'hypotrophie testiculaire [16,33,44]. Une étude échographique a comparé le volume testiculaire droit et gauche chez des patients porteurs de varicocèle unilatérale, le testicule est considéré hypotrophique si la différence du volume est > 2 ml par rapport au testicule controlatérale. Elle a trouvé 81 % d'hypotrophie testiculaire en cas de varicocèle de grade III contre 34 % dans les grades II [174]. Cette notion a été contestée de même contestée par d'autres auteurs [6,7].

A l'échelle moléculaire, Allamaneni S [6] a trouvé que la concentration séminale des DAO a été plus élevée chez les patients ayant une varicocèle de haut grade que chez les patients ayant une varicocèle de bas grade.

Dans notre série, on n'a pas noté de différence significative concernant la concentration et la motilité des spermatozoïdes en fonction du grade hémodynamique de la varicocèle. Cependant, la morphologie des spermatozoïdes a été significativement plus altérée chez les patients ayant une varicocèle de grade III.

I-5-3- L'hypotrophie testiculaire.

La plupart des auteurs ont montré que parmi les patients porteurs de varicocèle, le spermogramme se trouve plus altéré chez les patients présentant une hypotrophie testiculaire [143,145].

Cependant, cette notion a été contestée par d'autres auteurs comme Bouchot [20] qui n'a pas trouvé de parallélisme entre le volume testiculaire et le degré d'altération des paramètres spermatiques. Lipshultz [110] a montré qu'une diminution du volume testiculaire (quelque soit l'étiologie) ne s'accompagne pas toujours de troubles significatifs du spermogramme et considère que l'altération des paramètres spermatiques est liée plutôt à la durée d'évolution et au grade hémodynamique de la varicocèle qui sont souvent à l'origine de cette hypotrophie testiculaire.

Dans notre série, on n'a pas trouvé de différence significative entre les paramètres spermatiques des patients ayant une hypotrophie testiculaire et ceux ayant des testicules de taille normale. De même, on n'a pas trouvé de différence significative concernant le volume testiculaire en fonction de l'âge des patients ni en fonction du grade hémodynamique de la varicocèle. Ceci peut être expliqué par l'âge relativement jeune de nos patients et le taux faible d'hypotrophie testiculaire observé dans notre série (13,25% des cas).

II- BÉNÉFICES DU TRAITEMENT CHIRURGICAL DE LA VARICOCÈLE

Les études traitant de ce sujet sont nombreuses et souvent contradictoires. Bien que les témoins cliniques, histologiques et biologiques de la fertilité masculine plaident en faveur de l'intérêt du traitement de la varicocèle, les résultats demeurent encore discutables pour certains auteurs en terme d'augmentation du taux de procréation chez le couple.

II-1- PRÉSERVATION DE LA FERTILITÉ.

Johnsen [89] a montré a partir d'une étude faite sur des biopsies testiculaires pratiquées en pré et en postopératoire que le traitement chirurgical de la varicocèle permet d'améliorer les lésions histologiques dans 60% des cas, et que la réversibilité de cette hypotrophie est d'autant meilleure que l'intervention est précoce, avant l'installation d'une fibrose tubulaire qui est rarement compatible avec une bonne récupération. De même, Laven [105] a montré que le traitement de la varicocèle chez l'adolescent et l'adulte jeune semble éviter l'atrophie du testicule dans 44% des cas, et restaure la qualité du sperme dans 70% des cas. Dans ce contexte, la plupart des études comparant des sujets opérés et non opérés ont montré que la cure de varicocèle a un effet préventif sur l'hypotrophie testiculaire et la dégradation des paramètres spermatiques. Dans l'étude de Ben Mansour [12], 19 adolescents porteurs de varicocèle clinique ont été colligés et suivis pendant une période moyenne de 6 ans. Onze patients ont été opérés à l'âge de l'adolescence et ils ont gardé tous un volume testiculaire normal avec amélioration globale des paramètres spermatiques. Quant à ceux qui ont refusé l'intervention, on a observé une aggravation clinique et hémodynamique de la varicocèle, la persistance des anomalies spermatique voire même l'installation d'une hypotrophie testiculaire (Tableau N°30). Ce travail souligne l'intérêt du dépistage et du traitement précoce de la varicocèle chez l'adolescent.

Patients	Groupe non opéré (n= 8)		Groupe opéré (n = 11)	
Spermogramme	Initial	Contrôle	Initial	Contrôle
Numération (1. 10^6/ml)	229,7	120,3	66,1	154,6
Motilité (%)	71,4	28,6	20	45,5
Morphologie normale (%)	99	43	56,4	90

Tableau N° 30 : Evolution des moyenne des paramètres spermatiques entre deux groupes d'adolescents opérés et non opérés de varicocèle selon l'étude de Ben Mansour.

II-2- AMÉLIORATION DE LA QUALITÉ DU SPERME.

II-2-1- Amélioration de la concentration et de la motilité des spermatozoïdes.

Dans notre série, on a mis en évidence un accroissement significatif de la concentration et de la motilité des spermatozoïdes après traitement chirurgical de la varicocèle. Ce fait a été aussi démontré par la plupart des études traitant de ce sujet, quelque soit la technique opératoire utilisée (tableau N° 31).

Spermogramme	Numération (1.10^6 spermatozoïdes/ml).		Motilité (%).	
	Préopératoire	Postopératoire	Préopératoire	Postopératoire
Tan [178]	19,0	33,8	33,1	39,1
Donovan [51]	10,2	19,7	36,3	38,0
Hagood [77]	10,4	24,0	8,6	24,8
Jeanne [88]	19,7	25,3	25,3	29,2
Gat Y [64]	7,4	18,1	21,7	34,4
Bouchot[20]	9,2	12,7	34,1	43,1
Notre série.	29,2	33,9	16,1	25,6

Tableau N°31 : Evolution des paramètres spermatiques après traitement de la varicocèle

II-2-2- Amélioration de la morphologie des spermatozoïdes.

Si l'amélioration de la concentration et de la motilité des spermatozoïdes après traitement chirurgical de la varicocèle est bien prouvée par la plupart des auteurs, l'amélioration de la morphologie des spermatozoïdes reste contestée. Schlesinger [166] a revu en méta-analyse 10 études comparant la morphologie des spermatozoïdes avant et après chirurgie. Seules cinq études ont montré une augmentation significative des formes normales après traitement. Bouchot [20] a rapporté des faits différents, il a montré à partir d'une série de 159 patients consultant pour infertilité, que le traitement de la varicocèle a entraîné une augmentation significative du pourcentage des formes normales et de la motilité des spermatozoïdes bien que l'augmentation de la concentration des spermatozoïdes n'a pas été significative.

Dans notre série, la comparaison des spermogrammes pré et postopératoires semble avoir montré que la morphologie des spermatozoïdes est moins bien influencée par l'intervention. Mais, on a noté une augmentation significative du taux des spermatozoïdes de morphologie normale chez les patients ayant une Tératospermie majeure ou sévère passant respectivement de 7,32 ± 2,92 à 16,93 ± 6,20% (p < 0,03) et de 15,7 ± 5,66 à 23,3 ± 7,57% (p < 0,05).

À l'échelle moléculaire, plusieurs études ont montré une diminution de la concentration des dérivés actifs de l'oxygène après traitement de la varicocèle [156,207,209] et par conséquent une diminution du nombre des spermatozoïdes avec rétention des restes cytoplasmiques et une diminution du taux de fragmentation de l'ADN. Zini [207,209] a montré une diminution statistiquement significative du nombre des spermatozoïdes avec rétention des restes cytoplasmiques après traitement de la varicocèle passant de 25.8 à 18.1%. Dans le même contexte, il a montré aussi dans une autre étude [213], que le traitement chirurgicale de la varicocèle a entraîné une diminution significative du taux de fragmentation de l'ADN passant de 28% à 25% (P<0.05).

II-2-3- Amélioration de la fécondance des spermatozoïdes.

L'étude de Ohl [134] a montré une amélioration de la fécondance des spermatozoïdes après traitement chirurgicale de la varicocèle. Cette étude se base sur le test de pénétration de l'ovocyte de hamster réalisé avant et après traitement chirurgical de la varicocèle chez 91 sujets (ce test explore la capacité du spermatozoïde à franchir la membrane plasmatique de l'ovocyte). Avant l'intervention, seuls 19 sujets avaient un test normal (20,8%). Après chirurgie, le nombre est passé à 42 (46,1%). Aussi, le taux moyen de pénétration ovocytaire est passé de 55 à 74% (p < 0,001).

II-3- AMÉLIORATION DE LA FERTILITÉ.

Dans notre série, le taux de procréation spontané du couple après traitement de la varicocèle a été de 35,5%. Ce taux est largement variable dans la littérature. Dans une métaanalyse sur la base de 65 études incluant 6983 patients, Schlesinger [166] retrouve un taux de procréation du couple après cure de varicocèle variant entre 3 et 55% avec une moyenne de 32,24 %.

Même les études randomisées semblent donner des conclusions controversées en comparant les taux de procréations chez les patients opérés et non opérés. Cette variabilité des résultats reflète l'hétérogenicité des paramètres d'inclusion des patients dans les différentes séries et la difficulté d'appliquer une méthodologie fiable dans l'interprétation des résultats où de nombreux paramètres semblent interférer dans les résultats comme l'âge des patients et de ses partenaires et la sévérité de anomalies du spermogramme.

Evers et Collins [54,55,56] ont mené une méta analyse regroupant 8 études randomisée évaluant le taux de procréation chez des couples infertiles dont l'homme est porteur de varicocèle. Dans cette métaanalyse, les auteurs non pas trouvé de différence significative entre les taux de procréations chez le groupe des patients opérés de varicocèle et le groupe non opérés. (21% chez les patients opérés contre 19% chez les patients non opérés, p = 0,6). (Tableau N° 32).

Auteurs	Nombre de patients	Taux de procréation		
		Groupe opéré	Groupe non opéré	p value
Madgar[113]	45	15/25 (60%)	2/20 (10%)	0,01
Nieschlag[130]	125	18/62 (29%)	16/63 (25%)	0,65
krause[101]	67	5/33 (15,1%)	6/34 (17,6%)	0,56
Grasso [69]	68	1/34 (3%)	2/34 (6%)	0,56
Breznik[24]	79	18/43 (42%)	17/3 (47%)	0,63
Nilsson[132]	96	4/51 (8%)	8/45 (18%)	0,16
Unal[189]	42	2/21 (10%)	1/21 (5%)	0,56
Yamamoto[205]	85	3/45 (7%)	4/40 (10%)	0,58
Totale	607	66/314 (21%)	56/293 (19%)	0,6

Tableau N°32 : Comparaison des taux de procréation des couples entre deux groupes de patients porteurs de varicocèle opérés et non opérés selon la méta analyse de Evers et Collins.

Les conclusions de cette méta-analyse ont servi comme référence dans les recommandations de l'*American Urological Association* (AUA) et de l'*American Society for Reproductive Medicine* 2001 (ASRM 2001) [181] Indiquant l'absence d'intérêts dans le traitement de varicocèle chez les patients infertiles.

Cependant, les résultats de ces études doivent être interprétés avec précaution à cause de nombreux biais de sélection. Ainsi, Grasso [69] a inclus dans sa série uniquement des patients âgés de plus de 30 ans, trois études (Grasso, Unal et Yamamato) ont inclus uniquement les patients présentant une varicocèle infra-clinique (grade 0 selon la classification de l'OMS), trois études ont inclus des patients ayant un spermogramme normal (Breznik, Nilsson et Unal) et dans l'étude de Unal, l'auteur a comparé les résultats du traitement chirurgical de la varicocèle par rapport à un groupe de patients traités médicalement par le citrate de clomifène.

Une autre méta-analyse plus récente (2007) [116] a évalué les résultats du traitement de la varicocèle chez des patients infertiles avec varicocèle clinique et des anomalies spermatiques. Elle a montré un taux de procréation significativement plus élevé chez les patients traités 33,33% contre 15,5% chez le groupe non traité (P < 0,00001) (Tableau N° 33).

Auteurs	Nombre de patients	Taux de procréation	
		Groupe opéré	Groupe non opéré
Grasso [69]	68	1/34 (3%)	2/34 (6%)
Madgar[113]	45	15/25 (60%)	2/20 (10%)
Marmar [119]	205	66/186	3/19
Okuyama[135]	224	43/141	15/83
Onozawa[136]	28	6/10	5/18
Totale	570	132/396 (33,3%)	27/174 (15,5%)

Tableau N°33 : Comparaison des taux de procréation des couples entre deux groupes de patients porteurs de varicocèle opérés et non opérés selon la métaanalyse de Marmar

D'autre part, les recommandations de la comité d'andrologie [198], ainsi que les nouvelles recommandations de ASRM 2006 [183], qui préconisent le traitement chirurgical de la varicocèle en cas de :

- Infertilité documentée du couple.
- Absence de causes d'infertilité chez la partenaire.
- Varicocèle palpable.
- Altération des paramètres spermatiques.

Cependant, la majorité de ces études se sont intéressées aux patients infertiles porteurs de varicocèle clinique, posant la question de l'intérêt de traiter les varicocèles infra cliniques chez des patients infertiles. En effet, les données de la littérature semblent indiquer des effets bénéfiques. Dans l'étude de Cayan [32], 33 patients ayant une varicocèle infra clinique associée à des anomalies du sperme ont été traités par microchirurgie. En postopératoire, le nombre total de spermatozoïdes a augmenté de plus de 50 % chez 54,5 % des sujets et le taux de grossesses spontanées a été de 33,3 %. Pour l'auteur, la chirurgie permet d'obtenir les mêmes résultats que chez les sujets ayant des varicocèles palpables.

Un autre sujet de débat qui mérite d'être souligné est celui de l'intérêt de traiter la varicocèle chez des patients infertiles présentant un spermogramme normal [21,171]. Branch [21] a mené une étude prospective évaluant les résultats du traitement chirurgical de la varicocèle chez 42 patients ayant une concentration des spermatozoïdes > 20 millions /ml. A 12 mois, le taux de grossesse spontané a été de 39 % pour 36 sujets ayant atteints ce délai. L'auteur a conclu que la correction de la varicocèle est susceptible d'améliorer la fécondance des spermatozoïdes grâce à la correction d'anomalies spermatiques non identifiés par les analyses spermatiques de routine.

III INTÉRÊT DU TRAITEMENT DE LA VARICOCÈLE CHEZ LES PATIENTS PRÉSENTANT UNE AZOOSPERMIE SÉCRÉTOIRE.

Dans notre série, parmi 21 patients azoospermiques opérés pour varicocèle, un couple a pu avoir une grossesse (4,7%). De plus, 42,8% des patients ont pu avoir des spermatozoïdes dans leur éjaculat après traitement de la varicocèle. Ce fait a été rapporté aussi par plusieurs études dans la littérature, les taux d'amélioration de la qualité du sperme sont très variables et peuvent arriver jusqu'à 55% des cas dans certaines séries [27,43,100]. Cette diversité des résultats obtenus reflète la difficulté du diagnostic des autres étiologies d'infertilité associées, en particulier les anomalies génétiques souvent responsables d'une azoospermie [74,128]. Dans une étude portant sur l'épidémiologie de l'infertilité masculine dans la région de Sfax, faite par l'unité de recherche « infertilité masculine » de la faculté de médecine de Sfax, [74,75], les auteurs ont retrouvé une fréquence relativement élevée (50%) de micro-délétions du chromosome Y chez les patients infertiles ayant une varicocèle. Selon les auteurs, ce résultat montre la nécessité de faire le screening des microdélétions du chromosome Y chez les patients infertiles ayant une varicocèle pour éviter les traitements inutiles qui probablement n'améliorent pas la concentration des spermatozoïdes.

Par ailleurs, il parait selon les résultats de notre étude, que les patients azoospermiques présentant une varicocèle bilatérale auraient plus de chance de récupérer une spermatogenèse après cure bilatérale comparativement aux patients présentant une varicocèle unilatérale. (P *value* = 0,037). Les études qui ont traité de ce sujet sont peu nombreuses, dans l'étude de Kadioglu [93], parmi 24 patients azoospermiques, 5 patients ont développé une spermatogenèse après traitement de la varicocèle. Tous ces patients avaient initialement une varicocèle bilatérale de grade 2 et 3 et ont été opéré des 2 cotés.

Des études récentes se sont intéressées à la valeur prédictive de la biopsie testiculaire faite en préopératoire [89,98,100]. Parmi les bons résultats, la biopsie retrouve une hypospermatogenèse ou un arrêt de la spermatogenèse au stade de spermatide. Parmi les échecs, la biopsie retrouve une aplasie des cellules germinales ou un arrêt de maturation au stade de spermatocyte.

IV- FACTEURS INTERVENANTS DANS LA REPONSE A LA CURE DE LA VARICOCELE.

Il est difficile de prévoir pour un couple le nombre de chances de succès en terme de grossesse après traitement chirurgical de la varicocèle. Cependant, certains paramètres peuvent avoir un caractère prédictif de réussite de l'intervention.

IV-1- L'AGE DU PATIENT.

Dans notre série, le taux de grossesses chez les couples consultant pour infertilité primaire a été significativement plus élevé lorsque les hommes ont été opérés avant l'âge de 30 ans comparativement à ceux où les hommes ont été opérés après cet âge. Dans le même contexte, on peut expliquer le taux élevé de procréation chez les couples présentant une infertilité secondaire par le fait que la varicocèle est apparut depuis une courte durée. Ces résultats ont été aussi rapportés par d'autres auteurs [3,69] et suggèrent la nécessité de traiter la varicocèle à un âge précoce à fin de préserver la fertilité.

Toutefois, le traitement de la varicocèle à un âge avancé pourrait apporter une aide précieuse dans la prise en charge de l'infertilité. Dans l'étude de Karray [97], les auteurs ont évalué les résultats du traitement de la varicocèle chez 18 adultes infertiles âgés de plus de 50 ans, avec une moyenne d'âge de 64 ans. Ils ont montré une amélioration des paramètres spermatiques chez 77,7% des patients, et la survenue d'une grossesse chez 33,3% des couples (Tableau N°34).

Spermogramme	Préopératoire	Postopératoire
Numération (1. 10^6spermatozoïdes/ml)	9,7	19
Motilité (%)	14,3	28,4
Morphologie normale (%)	20	27,8

Tableau N°34 : Evolution des paramètres spermatiques chez l'adulte infertile de la cinquantaine après traitement chirurgical de la varicocèle selon l'étude de Karray.

IV-2- L'AGE DE LA PARTENAIRE.

Plusieurs auteurs accordent une importance à l'âge du partenaire féminin dans la survenue de la grossesse après cure de la varicocèle. (*Quand la femme est jeune, elle pourrait compenser par sa parfaite fécondité la faiblesse du sperme de son mari ; Adjiman*) [3]. Dans l'étude de Nieschlag [130], la différence des résultats en terme de procréation n'était pas significative entre les deux groupes des patients traités et de contrôle. Mais, l'auteur a mis en évidence une différence significative concernant l'âge de la partenaire ; 28,8 ± 0,6 ans pour les femmes qui ont achevé une grossesse contre 31,2 ± 0,3 ans pour les femmes qui n'ont pas eu de grossesse. Ainsi, certains auteurs proposent le recours d'emblé à la PMA si l'âge de la femme est supérieur à 35 ans. Cette conduite a été controversée par d'autres auteurs comme Jeanne H [88], qui a évalué le taux de procréation chez 202 couples infertiles dont l'âge de la femme est supérieur à 35 ans et dont l'homme est porteur de varicocèle. Les couples ont été répartis en 3 groupes selon la conduite thérapeutique adoptée. Ainsi, dans le premier groupe, 108 hommes ont eu un traitement chirurgical de la varicocèle, dans le deuxième groupe 45 couples ont opté pour la procréation médicalement assistée et dans le troisième groupe 49 couples ont été simplement suivis. Une grossesse naturelle a été observée chez 35% des couples du premier groupe et chez 25% des couples du troisième groupe après un délai moyen de 33 mois. Ce qui est intéressant à signaler, c'est que le taux de grossesse naturelle chez le premier groupe a été comparable au taux de grossesse obtenu à l'aide de la PMA chez les couples du deuxième groupe (35% contre 36%).

IV-3- LE VOLUME TESTICULAIRE.

Pour certains auteurs, la présence d'une hypotrophie testiculaire et d'un taux élevé de la FSH sérique constituent des facteurs prédictifs de mauvaise réponse au traitement de la varicocèle [62,167,212]. Selon Fujjsawa [62], un volume testiculaire inférieur à 30 mL ou une concentration de FSH supérieure à 11.7 mIU/mL s'accompagne d'un faible taux de grossesse après traitement. Cependant, dans notre série, on n'a pas noté de différence significative en terme de procréation du couple après traitement de la varicocèle chez les patients ayant une hypotrophie testiculaire et ceux ayant un volume testiculaire normal.

IV-4- LA BIOPSIE TESTICULAIRE PREOPERATOIRE.

Pasqualotto et al [145] ont comparé les résultats du traitement de la varicocèle chez deux groupes de patients en fonction des données de l'examen histologique de la biopsie testiculaire faite en préopératoire. Le premier groupe comporte 28 patients présentant une aplasie des cellules germinales et le deuxième groupe comporte 32 patients présentant un arrêt de la maturation à différents stades de la spermatogenèse. L'amélioration de la concentration et de la motilité des spermatozoïdes a été significativement plus importante chez le premier groupe. Bien que le taux de procréation du couple a été significativement plus élevé chez le deuxième groupe (53% contre 25% chez le premier groupe).

IV-5- LES CARACTERISTIQUES DU SPERMOGRAMME PREOPERATOIRE.

IV-5-1- La concentration et la motilité des spermatozoïdes.

Dans notre étude, l'amélioration de la concentration et de la motilité des spermatozoïdes a été significativement plus élevée chez les patients ayant une oligospermie extrême et sévère. A l'opposé, le taux de procréation du couple a été significativement plus élevé chez les patients ayant une oligospermie modérée ou une asthénospermie isolée. Ces résultats ont été aussi rapportés par d'autres auteurs [92,120,167].

Dans l'étude de Kamal KM [94], le taux de procréation a été significativement plus élevé chez les patients ayant une concentration spermatique préopératoire > 5millions de spermatozoïdes/ml, 61% contre 8% chez les patients ayant une concentration < 5millions.

Par ailleurs, Bouchot [20] rapporte une amélioration significative de la numération et de la motilité après traitement chirurgical de la varicocèle lorsque la concentration initiale des spermatozoïdes est comprise entre 10 et 40 millions/ml. À l'opposé, l'effet de la chirurgie semble être moins bénéfique lorsque la concentration initiale est inférieure à 10 millions/ml ou supérieure à 40 millions/ml.

IV-5-2- La morphologie des spermatozoïdes.

Dans notre série, le taux de procréation du couple a été directement corrélé au pourcentage de spermatozoïdes de morphologie normale. Ce résultat a été aussi rapporté par d'autres études dans la littérature [20,166].

Dans une revue de la littérature, Schlesinger [166] a noté que les séries ayant observé une amélioration significative du pourcentage de formes normales après chirurgie avaient des taux de grossesses élevés (en moyenne 42,5%). A l'inverse, dans les séries où aucune amélioration morphologique n'avait été observée, le taux de grossesses était faible (moyenne 15,3%).

IV-6- LE TEST A LA GNRH. *(OU LHRH)*

Plusieurs auteurs ont démontré la valeur prédictive du test au GnRH en préopératoire dans l'amélioration des paramètres spermatiques et de la procréation après traitement chirurgical de la varicocèle [9,59]. Segenreich [170] a étudié la relation entre la cinétique des taux sériques de LH et FSH après injection de GnRH chez 121 hommes infertiles porteurs de varicocèle et l'évolution des paramètres spermatiques et de la fertilité après traitement chirurgical de la varicocèle. Un dosage de LH et de FSH se fait immédiatement et à 45 minutes après injection intraveineuse de GnRH. Le test est considéré positif si on observe une augmentation plus que 2 fois le taux initial de la FSH et plus que 4 fois le taux initial de la LH. Ainsi, parmi les 121 patients, 89 (73.5%) avaient un test positif et 32 avaient un test négatif (26.5%). En post opératoire, on a observé une amélioration des paramètres de sperme chez 72 patients GnRH-positifs (80.9%) et chez seulement 6 patients GnRH-négatifs (18.7%). De même, les taux de grossesse à 18 mois de l'intervention étaient de 67.4 % chez le premier groupe et de 9.3 % chez le deuxième groupe. L'auteur a conclu qu'un test préopératoire positif à la GnRH est un bon facteur prédictif d'amélioration des paramètres de sperme et de la grossesse après la chirurgie de la varicocèle.

IV-7- LE GRADE HEMODYNAMIQUE DE LA VARICOCELE.

Dans notre étude, On a noté une amélioration de la numération et de la motilité spermatique aussi bien chez les patients présentant une varicocèle de bas grade que de haut grade. Cependant, l'effet du grade sur les résultats du traitement de la varicocèle semble être contesté dans la littérature. Certains auteurs [90,189,205] ne trouvent pas d'amélioration des paramètres spermatiques ni de la fertilité chez les patients traités pour varicocèle grade I. D'autres ont montré une amélioration chez tous les patients traités pour varicocèle clinique mais celle-ci semble être plus significative chez les patients ayant une varicocèle de haut grade [50,90,141]. Jarrow [87] trouve une corrélation significative entre le diamètre de la veine spermatique et les résultats de la cure de la varicocèle. Les résultats seraient meilleurs lorsque le diamètre est supérieur à 2,5 mm.

Hussein [84] a montré quant à lui que les résultats en post-opératoire ont été meilleurs lorsque le diamètre des veines mesuré à l'échodoppler au niveau du pôle inférieur du testicule était supérieur à 2,5 mm et lorsque le reflux veineux était détectable à ce niveau.

IV-8- LA BILATERALITE DE LA VARICOCELE.

Dans notre étude, on a noté une amélioration significativement plus importante de la concentration et de la motilité des spermatozoïdes ainsi que de la procréation chez les patients opérés de varicocèle bilatérale par rapport à ceux opérés de varicocèle unilatérale. Cette constatation a été aussi soulignée dans l'étude de Libman et al [108], sur un total de 369 patients infertiles porteurs de varicocèle, 157 patients ont été opérés de varicocèle bilatérale et 212 ont été opérés de varicocèle gauche. Les auteurs ont noté une amélioration significative des paramètres spermatiques et de procréation chez les deux groupes. De plus, l'amélioration de la motilité des spermatozoïdes a été plus significative chez les patients traités des deux cotés. De même pour le taux de procréation naturelle (49% contre 36%, p <0.05).

De ce fait, certains auteurs expliquent les mauvais résultats observés après traitement de la varicocèle par la méconnaissance d'une varicocèle controlatérale, souvent infra clinique et recommandent de rechercher systématiquement par échodoppler une varicocèle controlatérale associée en cas d'une varicocèle clinique unilatérale [32,63,64,91].

IV-9- LA LIGATURE DE L'ARTERE SPERMATIQUE.

La majorité des études ne mettent pas en évidence de différence significative sur le volume testiculaire, les caractéristiques du sperme et le taux de grossesse en cas de ligature ou de respect de l'artère spermatique [37,96,168,206]. Cependant, certains auteurs ont rapporté une diminution statistiquement significative du taux de récidive en cas de ligature simultanée de l'artère spermatique [121,206]. Cette amélioration des résultats serait due à la ligature de veines testiculaires collatérales périe artérielle. Ces collatérales, initialement non fonctionnelles sont difficiles à identifier en peropératoire. Elles se développeraient après ligature des veines testiculaires les plus volumineuses et seraient responsables de la majorité des récidives. En effet, la ligature de l'artère testiculaire, en l'absence de lésion préalable des artères crémastérienne et déférentielle, ne semble pas entraîner d'atrophie testiculaire. Jardin [86] propose cependant de respecter l'artère testiculaire lorsque la phlébographie peropératoire montre une veine unique sans collatérale et qu'il n'existe pas de plexus veineux péri artériel. La possibilité d'une future chirurgie inguinale ou scrotale représente pour beaucoup d'auteurs une contre-indication à la ligature de l'artère testiculaire.

IV-10- LA TECHNIQUE OPERATOIRE.

La plupart des études ont mis en évidence des différences entre les différentes techniques de traitement de la varicocèle en terme de morbidité, de complications et de taux de récidives en postopératoires. Cependant, aucune technique n'a fait la preuve d'une efficacité supérieure aux autres en terme d'amélioration des paramètres spermatiques chez le patient et du taux de procréation du couple [30,122,159,160]. Sayfan et al [161] ont évalué les résultats du traitement de la varicocèle chez 119 patients infertiles, en fonction de 3 techniques opératoires. Le premier groupe renferme 36 patients qui ont eu une embolisation per-cutanée de la veine spermatique, le deuxième groupe renferme 55 patients qui ont eu une ligature rétro-péritonéale haute de la veine spermatique, et troisième groupe renferme 28 patients qui ont eu une ligature des veines spermatiques, déférentielles et intra-funiculaires par voie inguinale. Les trois groupes ainsi constitués étaient comparables quant à l'âge, au volume testiculaire, au grade de la varicocèle et aux paramètres spermatiques. Après traitement, La varicocèle persistait chez 3 patients du groupe 1 (8,3%), 4 du groupe 2 (7,2%) et aucun du groupe 3. Par ailleurs, il y a eu une augmentation significative du nombre de spermatozoïdes dans les groupes 2 et 3 (p<0,05) mais pas dans le groupe 1. En revanche, il y a eu respectivement 28%, 29% et 25% de grossesses dans les groupes 1, 2 et 3. Cependant la fertilité des partenaires des patients n'a pas été évaluée, et les taux de grossesse ne sont donc pas interprétables.

De même, Zucchi et al [211] ont comparé les résultats du traitement de la varicocèle entre deux techniques, la ligature chirurgicale de la veine spermatique par voie inguinale et la sclérothérapie de la veine spermatique par voie antégrade. Les résultats ont été comparables en terme d'évolution des paramètres spermatiques et des taux grossesses entre les deux groupes.

Cependant, certains auteurs semblent montrer de meilleurs résultats aussi bien en terme d'amélioration des paramètres spermatiques et de la fertilité que en terme de diminution des taux de récidives et des complications postopératoires (hydrocèles, atrophie testiculaire…) avec la ligature microchirurgicale de la veine spermatique par voie inguinale [5,31,36,68]. Cette technique permet grâce au grossissement, d'identifier les différentes structures vasculaires et de ligaturer les petites veines collatérales à la veine spermatique, tout en préservant au maximum les petites structures artérielles et lymphatiques.

V : PLACE DU TRAITEMENT DE LA VARICOCÈLE DANS LA STRATÉGIE ACTUELLE DE PRISE EN CHARGE DE L'INFERTILITÉ MASCULINE.

Au cours de ces dernières années, la prise en charge de l'infertilité masculine a connu une véritable renaissance grâce au progrès des moyens de la procréation médicalement assistée, en particulier de la micro-injection de spermatozoïde (ICSI). De ce fait, certains auteurs préfèrent avoir recours d'emblée à la PMA comme une alternative au traitement chirurgical de la varicocèle [8]. A notre avis, une telle conduite prive certains couples de la chance d'avoir une grossesse naturelle. De plus, de tels moyens souvent coûteux, ne sont pas dénués d'effets indésirables aussi bien pour la femme que pour l'enfant. En effet, Plusieurs arguments plaident en faveur du traitement premier de la varicocèle :

V-1 : PRESERVATION DE LA FERTILITE.

Le traitement de varicocèle permet dans la plupart de cas la préservation voire même la restauration d'une fertilité normale et permanente. Par opposition la procréation assistée, qui vise non pas à traiter la cause de l'infertilité mais à traiter des gamètes, et elle exige une nouvelle tentative pour chaque désir d'enfant. D'autant plus, l'altération progressive des paramètres spermatiques rend cette approche « palliative » encore plus difficile ultérieurement [183].

V-2- INDUCTION D'UNE SPERMATOGENESE CHEZ LES PATIENTS AZOOSPERMIQUES.

Dans notre travail, on a montré que le traitement de la varicocèle permet l'induction d'une spermatogenèse qui arrive jusqu'à 55% des cas dans certaines études. Ainsi, la présence de spermatozoïdes dans l'éjaculat permet la réalisation d'une ICSI voir même une FIV sans recours à des moyens invasifs de prélèvement chirurgical des spermatozoïdes épididymaire ou testiculaire (TESE). D'autre part, la micro-injection de spermatozoïdes matures présents dans l'éjaculat s'accompagne d'un taux de grossesse nettement meilleur qu'à celui réalisé avec des gamètes immatures prélevés à partir de l'épididyme ou de la pulpe testiculaire [2,187].

V-3- UTILISATION D'UNE TECHNIQUE DE PMA PLUS SIMPLE ET ANODINE.

Le choix du moyen de la PMA est basé sur la qualité du sperme. Ainsi, l'amélioration de la densité et de la motilité des spermatozoïdes après traitement chirurgical de la varicocèle permettra l'utilisation d'un moyen de PMA plus simple et anodin. Dans notre série, 54,6% des couples qui n'ont pas eu de grossesses après traitement, on pu avoir une amélioration du TMC leur permettant ultérieurement d'accéder à un moyen de la PMA plus simple et anodin. Ces constatations ont été aussi rapportées par d'autres études [31,94,99,123].

V-4- AMELIORATION DES RESULTATS DE LA PMA

Il est bien démontré que le taux de réussite de la PMA en terme de fécondation et de procréation est directement corrélé au nombre des spermatozoïdes morphologiquement normaux [103,158,197]. Selon Kruger [103] l'existence de plus de 14% de spermatozoïdes morphologiquement normaux dans un éjaculat est corrélée à un pourcentage élevé de fécondation par les techniques in vitro. Ce pourcentage diminue de manière importante lorsque le taux de spermatozoïdes normaux est compris entre 4 et 14%. En dessous de 4%, le pourcentage de fécondation est très faible et aucune grossesse n'a été observée. Nous soulignons ainsi le fait que l'amélioration de la qualité des spermatozoïdes obtenue après traitement de la varicocèle aussi bien à l'échelle morphologique qu'à l'échelle moléculaire (taux de fragmentation de l'ADN) [207], permet d'augmenter le taux de succès de la PMA.

V-4-1- Amélioration des résultats de l'IIU.

Plusieurs études ont montré une amélioration des résultats de l'IIU après traitement de la varicocèle [45,120]. Daitch et al [45] ont évalué les résultats de l'IIU chez 2 groupes de couples dont l'homme présente une infertilité associée à une varicocèle. Le premier groupe a comporté 34 couples dont les hommes ont été opérés pour varicocèle avant l'insémination et le deuxième groupe a comporté 24 couples non opérés. Les taux de grossesses et de naissances vivants ont été significativement plus élevés chez le premier groupe malgré que le nombre total de spermatozoïdes mobiles (TMC) a été significativement plus élevé chez le deuxième groupe (Tableau N°35).

	1er groupe	2ème groupe	p
TMC (1.10^6 spermatozoïdes)	23,1	41,1	0,001
Taux de spermatozoïdes de morphologie normale	41,7%	37,9%	ns
Taux de Grossesses/cycle	11,8	6,3	0,04
Taux de naissances/cycle	11,8	2,1	0,007
Taux de naissances/couple	32,4	4,2	0,001

Tableau N°35 : Comparaison des résultats de l'IIU entre deux groupes de couples opérés – non opérés de varicocèle selon Daitch.

V-4-2- Amélioration des résultats de la FIV

Ashkenazi [8] a montré a partir d'une série de 22 couples, que la FIV pourrait mieux réussir grâce au traitement de la varicocèle, là où des tentatives précédentes avaient été des échecs.

V-4-3 Amélioration des résultats de l'ICSI

Dans le même contexte, Queiroz [150] a comparé les résultats de l'ICSI entre deux groupes de couples infertiles dont l'homme est porteur de varicocèle. Le 1er groupe a comporté 31 hommes qui ont été opérés avant l'ICSI, le 2ème groupe a comporté 48 hommes qui n'ont pas été opérés. Bien que les paramètres spermatiques (concentration, motilité et morphologie des spermatozoïdes) ont été semblables chez les deux groupes avant l'ICSI, le taux de grossesse obtenu a été significativement plus élevé chez le premier groupe (32% contre 27,3% chez le deuxième groupe, p = 0,018). (Tableau N°36)

	1er groupe	2ème groupe	p
Concentration des spermatozoïdes : 10^6/mL	25,4± 32,9	21,7 ± 33,2	0,638
Taux de spermatozoïdes mobiles	13,4 ± 16,9	16 ± 27	0,74
Taux de spermatozoïdes de morphologie normale	2,9	4,3	0,48
Moyenne du nombre de cycles/couple	1,54	2,02	
Taux de grossesse	32%	27,3%	0,018

Tableau N°36 : Comparaison des résultats de l'ICSI entre deux groupes de couples opérés – non opérés pour varicocèle selon Queiroz.

V-5- LIMITATION DES EFFETS INDESIRABLES DE LA PMA.

La plupart des études ont montré que la PMA comporte des risques aussi bien pour la femme que pour l'enfant [3,23].

Risques encourus pour la femme

• Le syndrome d'hyper stimulation ovarienne : lié à la stimulation ovarienne par le clomifène ou par les gonadotrophines. La symptomatologie clinique est très variée allant du simple inconfort pelvien et troubles digestifs à des troubles hydro-électrolytiques et d'accidents thrombo-emboliques graves [23].

• Le risque de grossesses multiples.

Risques encourus pour l'enfant

• Risque accru de faible poids de naissance (RR 2.6) et de malformations congénitales (OR 1.5) après FIV et ICSI comparé à la conception naturelle.

- Risque accru d'anomalies génétiques et chromosomiques chez les enfants issus d'une FIV/ICSI par rapport aux enfants issus d'une grossesse naturelle. Ces anomalies peuvent être dues soit la transmission d'anomalies génétiques parentales fréquemment retrouvées chez les patients infertiles (anomalies familiales), soit aux altérations de l'ADN des spermatozoïdes également fréquemment retrouvées chez les hommes infertiles porteurs de varicocèles (anomalie de novo). Bonduelle [19] a montré que l'incidence des anomalies chromosomiques de novo a passé de 0,5% chez les enfants nés d'une grossesse naturelle à 1,6% chez les enfants nés par ICSI. De même pour l'incidence des anomalies chromosomiques familiales qui on passé de 0,4% à 1,4%. (Tableau N° 37)

	Anomalies familiales	Anomalies de novo
Grossesse naturelle	0.4 %	0.5 %
Après ICSI	1.4 %	1.6 %

Tableau N° 37 : Taux des anomalies chromosomiques chez les enfants nés après grossesse naturelle et après ICSI selon Bonduelle.

Il semblerait donc que le traitement de la varicocèle permet de réduire l'incidence des anomalies génétiques de novo grâce à l'amélioration de la qualité de l'ADN [133].

Selon une autre perspective, certains auteurs [35,188] ont montré que le traitement chirurgical de la varicocèle permet de suspecter la présence d'anomalies génétiques familiales chez les patients infertiles. Cayan [35] a étudié les résultats du traitement de la varicocèle chez deux groupes de patients infertiles porteurs de varicocèle. Un premier groupe comporte 7 hommes ayant des anomalies génétiques (caryotype anormal chez 4 patients et microdélétion du chromosome Y chez 3 patients) et un deuxième groupe comporte 26 hommes sans anomalie génétique. Il a trouvé une amélioration du spermogramme et une augmentation du volume testiculaire uniquement chez les patients indemnes d'anomalies génétiques. Ainsi, il recommande de pousser les explorations à la recherche d'une anomalie génétique chez les patients infertiles en cas de non réponse à la cure de varicocèle avant d'entamer la PMA.

V-6- LA LIMITATION DU COUT DES TRAITEMENTS DE L'INFERTILITE.

La plupart des auteurs qui se sont intéressés à l'étude du rapport coût - efficacité des moyens de traitements de l'infertilité associée à la varicocèle montré la rentabilité du traitement premier de la varicocèle. Selon Peter [148], le rapport coût - efficacité de la naissance d'un enfant après traitement chirurgical de la varicocèle serait de 26,268 $ contre 89,091 $ si l'on utiliserait en premier la FIV/ICSI sans traitement de la varicocèle.

Meng [123,124] a comparé le rapport coût - efficacité entre le traitement chirurgical de la varicocèle et l'utilisation des moyens de la PMA en fonction du TMC. Il a montré que ce rapport est plus bas en cas de traitement chirurgical sauf pour les patients ayant un TMC entre 10 et 20 où il est plutôt du même ordre [124] (Tableau N°38).

TMC	Coût de naissance d'un enfant (US $)	
(1×10^6 spermatozoïdes)	Après cure de varicocèle	Par PMA
0-1,5	28,286	33,333
1,5-5	14,684	33,333
5-10	12,429	33,333
10-20	11,333	9,000
20-40	7,714	9,000
>40	7,313	9,000

Tableau N° 38 : Coût - efficacité de naissance d'un enfant après cure de varicocèle et par PMA en fonction du TMC préopératoire selon Meng.

Dans une autre étude, Penson [147] a comparé le coût-efficacité de 4 procédures de traitement de l'infertilité liée à la varicocèle. Le premier procédure consiste en un traitement chirurgical de la varicocèle suivi par 3 cycles de FIV si le couple n'a pas eu de grossesse au bout de un an de la cure de la varicocèle, le deuxième consiste en 3 cycles d'IIU après induction de l'ovulation suivi de 3 cycles de FIV si le couple n'a pas procréer et le troisième procédure consiste en 3 cycles de FIV seuls. Il a montré que le rapport coût efficacité de la première procédure est le plus bas.

V-7- PROBLEME ETHIQUE ET PMA.

C'est un sujet rarement abordé dans la littérature. Lors de la PMA, c'est la femme qui est traitée, malgré qu'elle soit fertile et indemne de maladie. Elle subit ainsi une intervention médicale lourde qui pourrait avoir parfois des conséquences sévères (stimulations hormonales, extraction des ovocytes par ponction trans-vaginale écho-guidée avec anesthésie générale ou locale). Par contre, on laisse évoluer la maladie chez l'homme.

V-8- LE VECU PSYCHOLOGIQUE DU COUPLE AU COURS DE LA PMA

L'hypofertilité entraîne chez l'homme un fort sentiment de culpabilité et de dévalorisation du soit et peut retentir sur la relation sado-masochique au sein du couple [66,201]. Le recours à la PMA pourra aggraver ces perturbations, l'homme va alors se sentir inutile et impuissant devant sa femme qui subit à elle seule les tentatives pénibles de la PMA [201]. Le traitement de la varicocèle pourrait alors grâce à la restauration de la fertilité, de restituer l'estime du soit chez l'homme.

CONCLUSION

Le retentissement de la varicocèle sur la fertilité ainsi que l'intérêt de son traitement dans la prise en charge de l'infertilité masculine sont des sujets largement débattus dans la littérature, sans pour autant apporter de conclusions univoques. Ce qui a amené certains auteurs au recours aux techniques de la procréation médicalement assistée (PMA) comme alternative pour corriger l'infertilité du couple jugée secondaire à la varicocèle.

A travers une étude rétrospective portant sur 166 couples infertiles, dont les hommes sont porteurs de varicocèle, sans autres causes apparemment identifiables d'infertilité associées, aussi bien chez l'homme que chez sa partenaire, nous avons essayé d'évaluer l'intérêt du traitement chirurgical de la varicocèle dans l'amélioration de la fertilité, ainsi que l'apport de ce traitement chez les couples infertiles comparativement aux autres options thérapeutiques de la PMA.

La moyenne d'âge de nos patients était de 34,6 ans, avec des extrêmes de 20 à 55 ans. La majorité des patients ont consulté pour stérilité primaire (77,1% des cas), avec une moyenne d'âge de 33,1 ans. La varicocèle a été détectable cliniquement chez 98,8% des patients. L'écho doppler testiculaire a été pratiqué chez tous les patients. Celle-ci a permis de confirmer le diagnostic et de révéler des formes infra-cliniques chez 1,2% des patients. Elle a permis aussi de découvrir une varicocèle infra-clinique controlatérale associée chez 18,7% des patients. Ainsi, La varicocèle a été localisée du côté gauche dans 45% des cas, du côté droit dans 2% des cas et elle a été bilatérale dans 53% des cas. Elle a été de grade hémodynamique I dans 0,6% des cas, II dans 51,2% des cas et III dans 48,2% des cas.

L'examen clinique a révélé la présence d'une hypotrophie testiculaire chez 13,25% des patients. Celle-ci n'a pas été corrélée à l'âge du patient ni au grade hémodynamique de la varicocèle.

En pré-opératoire, le spermogramme a été altéré chez tous les patients. L'asthénozoospermie a été l'anomalie la plus fréquemment rencontrée (83,5%) et le plus souvent associée à une oligozoospermie qui a été retrouvée dans 45% des spermogrammes et à une tératozoospermie retrouvée dans 38,5% des spermogrammes. Par ailleurs, 13% des patients avaient une azoospermie totale. La sévérité des anomalies spermatiques a été significativement corrélée à l'âge du patient et au grade hémodynamique de la varicocèle.

Trois techniques opératoires ont été utilisées pour traiter la varicocèle ; la ligature chirurgicale de la veine spermatique par voie inguinale ou supra inguinale dans 80,7% des cas, la ligature par voie cœlioscopique dans 13,8% des cas et l'embolisation percutanée dans 5,5% des cas.

Après traitement de la varicocèle, nous avons obtenu une amélioration significative des paramètres spermatiques chez 80,1% des patients. Ainsi, nous avons noté une augmentation significative des moyennes des concentrations et des pourcentages des spermatozoïdes motiles, passant respectivement de 25,6 à $29,9 \times 10^6$ spermatozoïdes/ml et de 14,9 à 23,1%. Toutefois, l'amélioration a été la plus nette chez les patients présentant une oligozoospermie extrême ou sévère. Et, bien que l'étude globale des spermogrammes semble avoir montré que la morphologie des spermatozoïdes a été moins bien influencée par l'intervention, on a noté une augmentation significative de la moyenne des pourcentages des spermatozoïdes de morphologie normale chez les patients ayant une Tératozoospermie majeure ou sévère passant respectivement de 7,3 à 16,9% et de 15,7 à 23,3%.

Le taux de procréation global chez le couple, obtenu après traitement a été de 58,4%, dont 59 grossesses sont survenues de façon naturelle après un délai moyen de 11 mois et 38 grossesses après recours à la PMA. Il ressort de notre étude que le taux de procréation naturelle a été bien corrélé au nombre total de spermatozoïdes motiles (TMC) en préopératoire. Ce taux a été de 4,7% chez les patients qui étaient azoospermiques, 16% chez les patients qui avaient un TMC $< 1,5 \times 10^6$ spermatozoïdes motiles, 41% chez les patients qui avaient un TMC compris entre 1,5 et 5×10^6 spermatozoïdes motiles et de 63% chez les patients qui avaient un TMC $> 5 \times 10^6$ spermatozoïdes motiles. Les autres facteurs prédictifs de bonne réponse au traitement chirurgical de la varicocèle retrouvés dans notre série ont été : l'âge jeune du patient inférieur à 30 ans, une infertilité type secondaire, le haut grade hémodynamique et la bilatéralité de la varicocèle. Par contre, d'autres facteurs prédictifs de mauvaise réponse au traitement ont été retrouvés comme l'existence d'une hypotrophie testiculaire, une azoospermie ou une tératospermie majeure ou sévère.

Concernant les couples qui n'ont pas eu d'enfants après le traitement chirurgical de la varicocèle, l'augmentation du nombre total de spermatozoïdes motiles et du pourcentage des spermatozoïdes de morphologie normale a permis à 58,6% d'entre eux d'accéder à une technique de PMA plus simple et moins coûteuse que prévue en préopératoire. De plus, l'induction d'une spermatogenèse après traitement, a permis à 40% des patients azoospermiques d'accéder à une ICSI utilisant des spermatozoïdes présents dans l'éjaculat sans recourir au prélèvement chirurgical de spermatozoïdes testiculaires (TESE).

Au terme de cette étude, nous insistons sur la nécessité d'une collaboration multidisciplinaire, comprenant l'urologue, le gynécologue, l'angiologue, et le biologiste de la reproduction, dans la prise en charge de l'infertilité du couple dont l'homme est porteur de varicocèle.

BIBLIOGRAPHIE

1. Abdelrahim F, Mostafa A, Hamdy A, et al. Testicular morphology and function in varicocele patients. Preoperative and post operative histopathology. Br J Urol 1993; 72: 643-7.

2. Aboulghar MA, Mansour RT, Serour GI et al. Fertilization and pregnancy rates after intracytoplasmic sperm injection using ejaculate semen and surgically retrieved sperm. Fertil Steril. 1997; 68: 108-11.

3. Adjiman M . Les traitements actuels de la stérilité masculine. John Libbey Eurotext, 1998 : 93-102.

4. Ajina M, Ben Amor H, Mehdi M, et al. Effets à court et à long termes de la cure de varicocèle sur les caractéristiques spermatiques. Andrologie 2002 ;12 : 186-193.

5. Al-Kandari AM, Shabaan H, Ibrahim HM, et al. Comparison of outcomes of different varicocelectomy techniques: open inguinal, laparoscopic, and subinguinal microscopic varicocelectomy: a randomized clinical trial. Urology 2007; 69(3):417-20.

6. Allamaneni SSR, Naughton CK, Sharma RK et al. Increased seminal reactive oxygen species levels in patients with varicoceles correlate with varicocele grade but not with testis size. Fertil Steril 2004: 82, Issue 6: 1684-1686.

7. Alukal JP, Zurakowski D, Anthony A, et al. Testicular hypotrophy does not correlate with grade of adolescent varicocele. J Urol 2005; 174 (6): 2367-2370

8. Ashkenazi J, Dicker D, Feldberg D et al. The impact of spermatic vein ligation on the male factor in IVF-ET and its relation to testosterone levels before and after operation. Fertil Steril 1989; 51: 471-74).

9. Atikeler K, Yeni E, Semercioz A, et al: The value of the gonadotrophin-releasing hormone test as a prognostic factor in infertile patients with varicocele. Br J Urol 1996; 78: 632–634.

10.Barbieri ER, Hidalgo ME, Venegas A et al. Varicocele associated decrease in antioxidant defenses. J Androl 1999;20:713–7.

11.Battino J, Battino A. Le diagnostic des varicocèles par effet doppler. J.Mal.Vascul 1989 ; 14 : 339-42.

12.Ben Mansour W. Varicocèle de l'adolescent : retentissement sur le spermogramme ; étude comparative entre les patients opérés et non-opérés. A propos de 19 cas. Thèse de doctorat d'état, faculté de médecine de Sfax, 2004-2005.

13. Benoff S et Gilbert BR. Varicocele and male infertility: part I. Preface. Hum Reprod Update 2001;7:47–54.

14. Benoff SH, Hurley IR, Xu H, Marmar JL. Alterations in Leydig cell number and morphology among infertile men with varicoceles. Fertil Steril 2006; 86 (3): S48-S49.

15. Bertolla RP, Cedenho A P, Assad P and al; Sperm nuclear DNA fragmentation in adolescents with varicocele Fertil Steril 2006;85:625– 8.

16. Bertolla RP, Mori MM, Lo Turco EG et al. varicocele size and scrotal Doppler sonography. Fertil Steril 2006; 86 (2): P-607.

17. Bizerte J. Lemaitre L et Rigot JM, varicocèle- éditions techniques- Encycl. Méd. Chir. (Paris-France), Néphrologie- Urologie, 18648 A10 1992, 10p.

18. Bonde JP, Ernst E, Jensen TK et al. Relation between semen quality and fertility: a population-based study of 430 first-pregnancy planners. Lancet 1998; 352:1172–7.

19. Bonduelle M, Aytoz A, Van Assche E et al. Incidence of chromosomal aberration in children born after assisted reproduction trough intracytoplasmic sperm injection. Hum Reprod 1998 ; 13 : 781-82.

20. Bouchot O, Prunet D, Gaschignard N, Buzelin JM: Chirurgie de la varicocèle : résultats sur la motilité et la morphologie des spermatozoïdes. Prog Urol 1999 ; 9 : 703 - 706.

21. Branch J, Ahmed A, Mulhall JP. Analysis of the outcome of varicocele ligation normospermic men. Fertil Steril 2001; 76 (3): S256.

22. Braude P, Rowell P. ABC of subfertility Assisted conception. II—In vitro fertilisation and intracytoplasmic sperm injection BMJ 2003; 327: 852-855

23. Braude P, Rowell P. ABC of subfertility Assisted conception. III— Problems with assisted conception BMJ 2003;327:920–3

24. Breznik R, Vlaisavljevic V, Borko E. Treatment of varicocele and male fertility. Arch Androl 1993;30:157–60.

25. Bruce H, Stewart, Reiman G. left renal venous hypertension "nutcracker" syndrome. Urology 1982; 20: 365-69.

26.Buffone M, Calamera J.C, Verstraeten S et al. Capacitation-associated Changes In Spermatozoa From Varicocele Patients Fertil Steril 2005; 84 (1): S77

27.Cakan M, Altug U: Induction of spermatogenesis by inguinal varicocele repair in azoospermic men. Arch Androl. 2004; 50: 145-50.

28.Canale BK, Zapzalka DM, Ercole CJ, Carey P. Prevalence and effect of varicoceles in an elderly population. Urology 2005; 66 (3): 627-631

29.Cayan C, Kadioglu TC, Tefekli A et al. Camparison of results and complications of high ligation surgery and microsurgical high inguinal varicocelectomy in the treatemnt of varicocele. Urology 2000;55:750–4.

30.Cayan S, Acar D, Ulger S, Akbay E. Adolescent varicocele repair: long-term results and comparison of surgical techniques according to optical magnification use in 100 cases at a single university hospital. J Urol. 2005 Nov;174(5):2003-6.

31.Cayan S, Erdemir F, Ozbey I et al. Can varicocelectomy significantly change the way couples use assisted reproductive technologies? J Urol. 2002;167(4):1749-52.

32.Cayan S, Kadioglu A, Erdemir F et al. Is it worth repairing bilateral subclinical varicocele. Fertil Steril 2001; 76 (3): S191-S192.

33.Cayan S, Kadioglu A, Erdemir F et al. Multivariate analysis of parameters that predict response to microsurgical varicocele repair. Fertil Steril 2001; 76 (3): S256-S257.

34.Cayan S, Kadioglu TC, Tefekli A et al: Comparison of results and complications of high ligation surgery and microsurgical high inguinal varicocelectomy in the treatment of varicocele. Urology 55: 750–754, 2000..

35.Cayan S, Lee D, Black LD et al. Response to varicocelectomy in oligospermic men with and without defined genetic infertility. Urology 2001;57:530–5.

36.Cervellionea RM, Cervatob G, Zampieric N et al. Effect of varicocelectomy on the plasma oxidative stress parameters. Journal of Pediatric Surgery (2006) 41, 403–406

37.Chan PT, Wright EJ, Goldstein M. Incidence and post-operative outcomes of accidental ligation of the testicular artery during microsurgical varicocelectomy. Fertil Steril 2001 76 (3): S49.

38. Chehval MJ, Purcell MH. Deterioration of semen parameters over time in men with untreated varicocele: evidence of progressive testicular damage. Fertil Steril 1992;57:174-77.

39. Cina A. Minnetti M. Pirronti T et al. Sonographic quantitative evaluation of scrotal veins in healthy subjects: normative values and implications for the diagnosis of varicocele. Eur Urol 2006 ; 50 : 345–350

40. Cockett AT, Takihara E, Consentino MJ: The varicocele. Fertil Steril 1984; 41: 5–11.

41. Comhaire F, Zalata A, Schoonjans F: Varicocele: indications for treatment. Int J Androl 1995; 18 (2):67.

42. Coolsaet B.L. the varicocele syndrome: veinography determining the optimal level for surgical management; J.Urol., 1980, 124, 833-839.

43. Craig N. Induction of Spermatogenesis in Azoospermic Men After Internal Spermatic Vein Embolization for the Treatment of Varicocele. J. Urol. 2005;174 (5): 1942.

44. Craig N. Semen Profile, Testicular Volume, and Hormonal Levels in Infertile Patients With Varicoceles Compared With Fertile Men With and Without Varicoceles. J. Urol. 2005; 174 (2): 659.

45. Daitch JA, Bedaiwy MA, Pasqualotto EB et al. Varicolectomy improves intrauterine insemination success rates in men with varicocele. J Urol. 2001;165 (5): 1510-1513.

46. David B, Luis J, Keith S et Emil S. Ledig cell function in oligospermic men with varicocele. J. Urol 1987; 120; 427-30.

47. Di Bisceglie C, Bertagna A, Baldi M et al. Varicocele sclerotherapy improves serum inhibin B levels and seminal parameters. Int J Androl. 2007

48. Dohle GR, Colpi GM, Hargreave TB et al. EAU Guidelines on Male Infertility. Eur Urol 2005;48:703–11.

49. Dohle GR, Pierik F et Weber RF. Does varicocele repair result in more spontaneous pregnancies? A randomised prospective trial. J Urol 2003;169(4 S): 408.

50. Donkol RH, Salem T. Paternity after varicocelectomy: preoperative sonographic parameters of success. J Ultrasound Med. 2007 ;26(5):593-9

51. Donovan JF, Winfield. Laparoscopic varix ligation. J Urol 1992;57: 854–

7.

52.Dubin L, Amelar RD. Varicocele size and results of varicocelectomy in selected subfertile men with varicocele. Fertil Steril 1970;21:606- 9.

53. Epelbaum A, Chan S, Blank W. Pathologic findings of testicular biopsies in men with varicoceles Fertil Steril 2003;80 (3): 232-233.

54.Evers JL, Collins JA. Assessment of efficacy of varicocele repair for male subfertility: a systematic review. Lancet 2003;361:1849–52.

55.Evers JL, Collins JA. Surgery or embolisation for varicocele in subfertile men (Review) 7. Copyright © 2006 The Cochrane Collaboration. Published by JohnWiley & Sons, Ltd

56.Evers JL, Collins JA. Surgery or embolisation for varicocele in subfertile men. Cochrane Database Syst Rev 2004;CD000479.

57.Evers JLH,Collins JA. Varicocele repair does not increase pregnancy rate in infertile couples - meta-analysis Evidence-based Obstetrics and Gynecology 2004;6 (2): 81-82

58.Ficarra V, Cerruto MA, Ligouri G et al. Treatment of varicocele in subfertile men: The Cochrane review—a contrary opinion. Eur Urol 2006;49:258–63.

59.Fischer MA, Khamel K, Jarvi K, Zini A. Gonadotropin releasing hormone (GnRH) stimulation test may predict pregnancy outcome after microsurgical varicocelectomy. Fertil Steril 2001;76,(3): S259

60.Fishel S, Aslam I, Tesarik J. Spermatid conception. A stage too early or a time to soon? Hum reprod 1996; 11: 1371-5

61.Flati G, Porowska B, Flati D et al. Improvement in the fertility rate after placement of microsurgical shunts in men with recurrent varicocele. Fertil Steril 2004.82(6):1527-31.

62.Fujjsawa M, Yoshida S, Kojima K, Kamidimi S. Biochemical changes in testicular varicocele. Arch Androl 1998; 22,149–152.

63.Gat Y, Bachar GN, Zukerman Z et al. Physical examination may miss the diagnosis of bilateral varicocele: a comparative study of 4 diagnostic modalities. J Urol 2004 172(4, Part 1 of 2), 1414–1417.

64.Gat Y, Bachar GN, Zukerman Z et al. Varicocele: a bilateral disease. Fertil Steril 2004, 81,(2): 424-429

65.Ghanem H, Anis T, El-Nashar A, et al: Subinguinal microvaricocelectomy versus retroperitoneal varicocelectomy: comparative study of complications and surgical outcome. Urology 2004; 64: 1005–1009.

66.Goëb JL. Férel S. Guetta JP et al. Vécus psychologiques des démarches d'assistance médicale à la procréation Annales Médico Psychologiques (2006)

67.Goldstein M, Gilbert BR, Dicker AP et al. Microsurgical inguinal varicocelectomy with delivery of the testis: an artery and lymphatic sparing technique. J Urol 1992;148:1808–11.

68.Gorber ED, Chan PT, Zini A et al: Microsurgical treatment of persistent or recurrent varicocele. Fertil Steril 2004; 82: 718–722,.

69.Grasso M, Lania C, Castelli M et al. Lowgrade left varicocele in patients over 30 years old: the effect of spermatic vein ligation on fertility. BJU Int 2000;85:305–7.

70.Grasso M, Lania C, CastelliM, et al. Bilateral varicocele: impact of right spermatic vein ligation on fertility. Journal of Urology 1995;153:1847–8.

71.Guzick DS, Overstreet JW, Factor-Litvak P et al. Sperm morphology, motility, and concentration in fertile and infertile men. N Engl J Med 2001;345:1388–93.

72.Hadj Kacem L, Ayadi I, Bahloul A et al. Tag STS in the AZF region associated with azoospermia in Tunisian population. J Urol 2007

73.Hadj Kacem L, Hadj Kacem H, Boulila A, Bahloul A, Ayedi H, Ammar Keskes L. Androgen receptor gene CAG repeats length in fertile and infertile Tunisian men. Annales de génétiques 2004; 47: 217-224.

74.Hadj Kacem L, Hadj Kacem H, Chakroun-fekih N et al. Screening of Y chromosome microdeletion in infertile men. Archives of andrology 2006; 52: 169-174.

75.Hadj Kacem Loukil L: étude épidémiologique et génétique (exploration de deux régions Xq11 (gène AR) et Yq11 (locus AZF)) de l'infertilité masculine dans la population Tunisienne. Thèse de doctorat d'université en génie biologique ; 2006-2007.

76.Hadziselimovic F, Herzog B, Lienbundgut B et al. Testicular and vascular changes in children and adults with varicocele. J Urol 1989; 142: 583-585.

77.Hagood PG, Mehan DJ, Worischeck JU et al. Laparoscopic

varicocelectomy: preliminary report of a new technique. J. Urol. 1992;147:73–6.

78.Hallak J, Cocuzza M, Carneiro J, Lucon AM. Microsurgical Varicocelectomy Combined With Intraoperative Doppler Ultrasound Improves Precise Identification and Preservation of Testicular Blood Supply. Fertil Steril 2005;84, (1): S222-S223.

79.Harris M Nagler. Varicocele. where, way and, if so, how? J Urol 2004; 172,(4), Part 1, :1239-1240

80.Henkel R R, Schill W B. Sperm preparation for ART. Reproductive Biology and Endocrinology 2003, 1

81.Hienz HA, Voggenthaler J et Weissbach L. Histological finding in testes with varicocele during childhood and therapeutic conseconses. Eur.J Pediatr 1980, 133; 139-146.

82.Hudson RW: The endocrinology of varicoceles. Fertil Steril 49: 199–208, 1988.

83.Hunt J et al. Beyond the Bereavment Model: The significance of depression for infertility counselling. Hum Reprod 1997;12(11):188–94.

84.Hussein F. The Role of Color Doppler Ultrasound in Prediction of the Outcome of Microsurgical Subinguinal Varicocelectomy. J Urol 2006; 176,(5): 2138-2140.

85.Iammarrone E, Balet R, Lower A et al. Male infertility. Best Practice and Research Clinical Obstetrics and Gynaecology 2003, Volume 17, Issue 2, Pages 211-229;

86.Jardin A. Varicocele. In Glenn's Urologis Surgery, Fifth edition, editered by SD Graham, Jr. Philadelphia, Uppincott-Raven, 1998, pp. 507-511.

87.Jarrow JP, Ogle SR, and Eskew L: Seminal improvement following repair of ultrasound-detected subclinical varicoceles. J Urol 155: 1287–1290, 1996.

88. Jeanne H, O'Brien JH, Bowles B et al. Microsurgical varicocelectomy for infertile couples with advanced female age: natural history in the era of ART. J Androl 2004; 25: 939-943.

89.Johnsen SG, Agger P. Quantitative evaluation of testicular biopsies before and after operation after varicocele. Fertil Steril 1978; 29: 58-63.

90.Jonathan DS, Philip S.L, Goldstein Marc. Correlation of ultrasoundmeasured venous size and reversal of flow with Valsalva with improvement in semen-analysis parameters after varicocelectomy. Fertil Steril 2006.; 86,(1): 250-252.

91. Jonathan P. Jarow. Varicocele: A Bilateral Disease. J Urol 2004; 172 (2): 790-791.

92. Kadioglu A, Cayan S, Erdemir F et al. The relationship between semen quality and pregnancy rate after varicocelectomy for infertility. Fertil Steril 2001;76, (3): S191.

93. Kadioglu A, Tefekli A, Cayan S et al. Microsurgical inguinal varicocele repair in azoospermic men. New concepts in operative andrology. Urology 2001; 57(2):328-33.

94. Kamal KM, Jarvi K, Zini A. Microsurgical varicocelectomy in the era of assisted reproductive technology: influence of initial semen quality on pregnancy rates.Fertil Steril. 2001;75(5):1013-6.

95. Kamischke A, Nieschlag E. Varicocele treatment in the light of evidencebased andrology. Hum Reprod Update 2001;7:65–9.

96. Kanakas N, Sofikitis N, Kalinderis N et al. The influence of ligation of internal spermatic artery (ISA) during varicocelectomy on testicular function and semen quality. Fertil Steril 2001; 76, (3), Page S258.

97. Karray H. Intérêt de la cure de varicocèle chez les adultes d'âge supérieur à cinquante ans. A propos de 18 cas. Thèse de doctorat d'état, faculté de médecine de Sfax, 2003-2004.

98. Kertiti A. Intérêt du traitement chirurgicale de la varicocèle chez les azoospermiques. Thèse de doctorat d'état, faculté de médecine de Sfax, 2006-2007.

99. Khamel K, Fischer M. A, Buckspan M, et al. Natural history varicocelectomy in the era of advanced reproductive technologies. Fertil Steril 2001,76,(3): S192.

100. Kim ED, Leibman BB, Grinblat DM, Lipshultz LI: Varicocele repair improves semen parameters in azoospermic men with spermatogenic failure. J Urol 1999; 162:737-740.

101. Krause W, Muller HH, Schafer H, Weidner W. Does treatment of varicocele improve male fertility? Results of the "Deutsche Varikozelenstudie," a multicentre study of 14 collaborating centres. Andrologia 2002;34:164–71.

102. Krid M. La varicocèle de l'enfant et de l'adolescent. Aspects cliniques, thérapeutiques et évolutifs. Thèse de doctorat d'état, faculté de médecine de Sfax, 2003-2004.

103. Kruger TF, Acosta AA, Simmons KF et al. Predictive value of abnormal sperm morphology in in vitro fertilization Fertil Steril. 1988;49(1):112-7.

104. Kumanov P, Nandipati K, Tomova A, Agarwal A. Inhibin B is a better marker of spermatogenesis than other hormones in the evaluation of male factor infertility. Fertil Steril 2006;86 (2): 332-338.

105. Laven JS, Haans LC, Mali WP et al. Effects of varicocele treatment in adolescents: a randomized study. Fertil Steril 1992;58:756–62.

106. Lee JS, Park HJ, Seo JT. What Is the Indication of Varicocelectomy in Men with Nonobstructive Azoospermia? Urology 2007; 69: 352–355,.

107. Libman A, Baazeem A, Zini McG. Influence of arterial and lymphatic anatomy on surgical operating times for microsurgical varicocelectomy. Fertil Steril 2006. Vol. 86, Suppl 2, P-646

108. Libman J, Jarvi K, Lo K et Zini A. Beneficial effect of microsurgical varicocelectomy is superior for men with bilateral versus unilateral repair. J Urol. 2006; 176(6):2602-4.

109. Lin JC, Dhabuwala C, Li H. The role of apoptosis in infertile men with varicoceles: Is the FAS system implicated? Fertil Steril 2001, 76, (3): S197.

110. Lipshultz LI, Corriere JN. Progressive testicular atrophy in the varicocele patient. J Urol 1977 (117): 175–176.

111. Lund L, Larsen SB. A follow-up study of semen quality and fertility in men with varicocele testis and in control subjects. Br J Urol 82: 682–686, 1998.

112. Mac leod J. Seminal cytology in the presence of varicocele. Fertil Steril 1965; 16: 735.

113. Madgar I, Weissenberg R, Lunenfeld B et al. Controlled trial of high spermatic vein ligation for varicocele in infertile men. Fertil Steril 1995;63:120-4.

114. Mali W P, Oeih Y, Arnd JW, et al. Hemodynamics of the varicocele. Part1: correlation among the clinical phlebographic and scintigraphic

findings. J.Urol 1986, 135, 483-488- part II: correlation among the results of renocaval pressure measurements, varicocèle scintigraphy and phlebography.-J Urol 1986, 135, 489-493.

115. Marmar JL. Varicocele and male infertility: part II. Hum Reprod Update 2001;7:461–742.

116. Marmar JL, Agarwal A, Prabakaran S, et al. Reassessing the value of varicocelectomy as a treatment for male subfertility with a new meta-analysis. Fertil Steril. 2007 Apr 13;

117. Marmar JL, Benoff S. The safety of ultrasonically guided testis aspiration biopsies and efficacy of use to predict varicocelectomy outcome. Hum Reprod 2005;20:2279–88.

118. Marmar JL, Corson S L, Batzer FR et al. Insemination data on men with varicoceles. Fertil Steril 1992; 57; 1084.

119. Marmar JL, Kim Y. Subinguinal microsurgical varicocelectomy: a technical critique and statistical analysis of semen and pregnancy data. J Urol 1994;152:1127–32.

120. Matkov TG, Zenni M, Sandlow J, Levine LA. Preoperative semen analysis as a predictor of seminal improvement following varicocelectomy. Fertil Steril 2001 Jan;75(1):63-68.

121. Matsuda T, Horii Y, Yoshida O. Should the testicular artery be preserved at varicocelectomy?. Journal of Urology 1993;149:1357–60.

122. May M, Johannsen M, Beutner S et al: Laparoscopic surgery versus antegrade scrotal sclerotherapy: retrospective comparison of two different approaches of varicocele treatment. Eur Urol 2006 49: 384–387,.

123. Meng M V, Cayan S, Kadioglu A and Turek P J. Decision analysis modelling: ART or surgery for varicocele associated infertility. Fertil Steril 2001, 76, (3): S41.

124. Meng MV, Green KL, Turek PJ. Surgery or assisted reproduction? A decision analysis of treatement costs in male infertility. J.Urol 2005;174 (5): 1926-1931.

125. Merla A, Ledda A, Di Donatoa L, Romani GL. Assessment of the effects of varicocelectomy on the thermoregulatory control of the scrotum Fertil Steril 2004; 81:471–2.

126. Messaoudi I.Varicocèle et fertilité. A propos d'une série rétrospective

de 47 cas. Thèse de doctorat d'état, faculté de médecine de Sfax, 2000-2001

127. Miller DC, Hollenbeck BK, Smith GD, et al. Processed total motile sperm count correlates with pregnancy outcome after intrauterine insemination. Urology 2002; 60(3):497-501

128. Moro E, Marin P, Rossi A, et al. Y chromosome microdeletions in infertile men with varicocele. Mol Cell Endocrinol. 2000; 161: 67-71.

129. Nieschlag E, Behre HM, Schlingheider A, et al. Surgical ligation vs. angiographic embolization of the vena spermatica: a prospective randomized study for the treatment of varicocele-related infertility. Andrologia 1993;25:233-7.

130. Nieschlag E, Hertle L, Fischedick A, Behre HM. Treament of varicocele: counselling as effective as occlusion of the vena spermatica. Human Reproduction 1995;10:347–53.

131. Nieschlag E, Hertle L, Fischedick A, et al. Update on treatment of varicocele: counselling as effective as occlusion of the vena spermatica. Human Reproduction 1998;13:101–4.

132. Nilsson S, Edvinsson A, Nilsson B. Improvement of semen and pregnancy rate after ligation and division of the internal spermatic vein: fact or fiction?. British Journal of Urology 1979;51:591–6.

133. North MO, Lellei I, Rives N et al. Reversible meiotic abnormalities in azoospermic men with bilateral varicocele after microsurgical correction. Cell Mol Biol (Noisy-le-grand). 2004; 50: 281-9.

134. Ohl D A, McCarthy J D, Schuster T G et al. The effect of varicocele repair on optimized sperm penetration assay. Fertil Steril 2001; 76 (1): S48.

135. Okuyama A, Fujisue H, Matsui T, Doi Y, Takeyama M, Nakamura N, et al. Surgical repair of varicocele: effective treatment for subfertile men in a controlled study. Eur Urol 1988;14:298–300.

136. Onozawa M, Endo F, Suetomi T et al. Clinical study of varicocele: statistical analysis and the results of long-term follow-up. Int J Urol 2002;9:455–61.

137. Ozden C, Ozdal L, Bulut S et al. The efect of varicocelectomy on serum in hibin level in infertile patients wit h varicocele Eur Urol. 2007;6(2):289

138. Paduch DA, Niedzielski J. Repair versus observation in adolescent varicocele: a prospective study. Journal of Urology 1997;158:1128–32.

139. Paola Z, Johannes M, Höllwarth, Michael E, Antegrade scrotal sclerotherapy for treating primary varicocele in children.BJU int, Apr 2006

140. Pasqualotto F F, Antonio M L, Plı́nio M G et al. The effect of varicocelectomy on serum hormonal levels in infertile men with clinical varicoceles. Eur Urol Suppl 2007;6(2):289

141. Pasqualotto FF, Hallak J, Lucon AM et al. Seminal improvement following repair of ultrasound detected subclinical varicoceles in patients with left grade III varicocele Fertil Steril 2002; 78,(1): S208-S209.

142. Pasqualotto FF, Hallak J, Lucon AM et al. Varicocele repair improves semen parameters in azoospermic men with Sertoli cell-only syndrome.Fertil Steril 2001 76 (3) : S192.

143. Pasqualotto FF, Lucon AM, de Góes PM et al. Semen profile, testicular volume, and hormonal levels in infertile patients with varicoceles compared with fertile men with and without varicoceles Fertil Steril 2005; 83, (1): 74-77.

144. Pasqualotto FF, Lucon AM, de Góes PM et al. Significance of serum follicle-stimulating hormone levels for evaluating improvement in spermatogenesis following varicocele repair Fertil Steril 2003; 80, (3):92-93.

145. Pasqualotto FF, Lucon AM, de Goes PM et al.: Testicular growth, sperm concentration, percent motility, and pregnancy outcome after varicocelectomy based on testicular histology. Fertil Steril. 2005; 83: 362-6.

146. Pasqualotto FF, Lucon AM, Hallak J et al. Induction of spermatogenesis in azoospermic men after varicocele repair. Hum Reprod. 2003; 18: 108-12.

147. Penson DF, Paltiel A D, Krumholz HM, Palter S. The Cost-Effectiveness of Treatment for Varicocele Related Infertility. J Urol; 168: 2490-94.

148. Peter N. Schlegel. Is assisted reproduction the optimal treatment for varicocele-associated male infertility? a cost-effectiveness analysis. Urology 1997,49,(1): 83-90.

149. Pintus C R, Matas MJ, Manzonic C et al: Varicocele in pediatric patients: comparative assessment of different therapeutic approaches. Urology 57: 154–157, 2001.

150. Queiroz T C, Bonetti A S, Ranieri F F et al. The varicocelectomy is an effective adjunct prior to intracytoplasmic sperm injection cycles. Fertil Steril 2006;.86(2): P-645.

151. Ramadan A S, Ashok A, Rakesh K Set al. Evaluation of nuclear DNA damage in spermatozoa from infertile men with varicocele Fertil Steril 2003, 80 (6): 1431-1436.

152. Ramasamy R, Schlegel PN. Microsurgical inguinal varicocelectomy with and without testicular delivery. Urology 2006; 68(6):1323-6.

153. Redmon J B, Carey P, Pryor J L. Varicocele. the most common cause of male factor infertility? Human reproduction update 2002; 8 (1): 53-58.

154. Rotman M, Nagler HM, Virji N. Preoperative Kruger Semen Morphology Does Predict Response to Varicocelectomy Fertil Steril 2000; 74 (3): S238.

155. Rowell P, Braude P. ABC of subfertility. Assisted conception. I—General principles BMJ 2003;327:799–801.

156. Saleh R A, Agarwal A, Essam Aet al. Seminal oxidative stress (OS) is highly correlated with sperm DNA damage in men with idiopathic and male-factor infertility Fertil Steril 2002; 78,(3),

157. Saleh RA, Agarwal A, Sharma RK et al.. Evaluation of nuclear DNA damage in spermatozoa from infertile men with varicocele. Fertil Steril 2003;80:1431–6.

158. Sallam H, Agameya A A, Ezzeldin F et al. The value of sperm velocity, strict morphology and the hypo-osmotic swelling test as predictors of the sperm fertilization potential. Fertil Steril 2001: S191.

159. Sandra J T, Willemijn M M et al. Influence of varicocele embolization on the choice of infertility treatment Fertil Steril 2004, 81, (6): 1679-1683.

160. Sautter T, Sulser T, Suter S et al. Treatment of varicocele: a prospective randomized comparison of laparoscopy versus antegrade sclerotherapy. Eur Urol 2002;41(4):398–400.

161. Sayfan I. Halevy A, Oland J, Nathan H. Varicocele and left renal vein compression. Fertil Steril 1984, 41, 411-417.

162. Schiff J, Kelly C, Goldstein M et al: Managing varicoceles in children: results with microsurgical varicocelectomy. BJU Int 95: 399–402, 2005.

163. Schlegel PN, Kaufmann J: Role of varicocelectomy in men with nonobstructive azoospermia. Fertil Steril. 2004; 81: 1585-8.

164. Schlegel PN, Palermo GD, Goldstein M et al. Testicular sperm extraction with intracytoplasmic sperm injection for nonobstructive azoospermia. Urology 1997; 49: 435-40.

165. Schlegel PN, Su LM: Physiological consequences of testicular sperm extraction. Hum Reprod. 1997; 12: 1688-92.

166. Schlesinger MH, Wilets IF, Nagler HM. Treatment outcome after varicocelectomy. A critical analysis. Urol Clin North Am 1994;21: 517–29.

167. Schrepferman CG, Ehle J, Sparks AET et al. Preoperative Total Motile Count (TMC) and Follicle-Stimulating Hormone (FSH) Are Predictive of Response to Varicocelectomy Fertil Steril 2000; 74, (3): S240.

168. Schwartz MJ, Goldstein M; Incidental operative and pathologic findings during microsurgical varicocelectomy Fertil Steril 2006; 86, (3): S371-S372.

169. Schwentner C, Oswald J, Lunacek A et al. Optimizing the outcome of microsurgical subinguinal varicocelectomy using isosulfan blue: a prospective randomized trial. J Urol 75: 818–819, 2006.

170. Segenreich E, Israilov S, Shmuele J et al.. Evaluation of the relationship between semen parameters, pregnancy rate of wives of infertile men with varicocele, and gonadotropin-releasing hormone test before and after varicocelectomy. Urology 1998 ;52(5):853-7.

171. Serafetinides E, Argyropoulos V, Zarogiannos A et al. Varicocelectomy in patients with normal semen analysis. Eur Urol 2003; 2 (1): 120.

172. Sharlip ID, Jarow JP, Belker AM et al. Best practice policies for male infertility. Fertil Steril 2002;77: 873–82.

173. Shefi K. Danziger P. Turek J. Does the side matter? Finding sperm in non-obstuctive azoospermia with varicocele. Eur Urol 2006;. 86, Q 12.

174. Shiraishi K, Naito K. Nitric oxide produced in the testis is involved in dilatation of the internal spermatic vein that compromises

spermatogenesis in infertile men with varicocele. BJU Int. 2007; 99(5):1086-90.

175. Smit M, Dohle GR, Hop WC et all. Clinical correlates of the biological variation of sperm DNA fragmentation in infertile men attending an andrology outpatient clinic. Int J Androl. 2007;30(1):48-55.

176. Steeno O, Knops J, Decelrck L et al. Prevention of fertility disorders by detection and treatment of varicocele at school and college age. Andrologia 1976; 8: 45-53

177. Takihara H, Sakatoku J, and Cockett ATK: The pathophysiology of varicocele in male infertility. Fertil Steril 55: 861–868, 1991.

178. Tan SM, Ravintharan T, Lim PHC, Chng HC. Laparoscopic varicocelectomy: technique and results. Br J Urol 1995;75:523–8.

179. Tauber R, Pfeiffer. Surgical atlas varicocele: Antegrade scrotal sclerotherapy. BJU Int. 2006 Dec;98(6):1333-44.

180. Templeton A. Varicocele and infertility. Lancet 2003;361:1838–9.

181. The Male Infertility Best Practice Policy Committee of the American Urological Association and The Practice Committee of the American Society for Reproductive Medicine Report on varicocele and infertility. Fertil Steril 2004, Volume 82, Supplement 1, Pages 142-145

182. The Practice Committee of the American Society for Reproductive Medicine The clinical utility of sperm DNA integrity testing Ferti Steril. 2006; 86,(5): S35-S37.

183. The Practice Committee of the American Society for Reproductive Medicine. Report on varicocele and infertility Fertil Steril 2006; 86, (5): S93-S95.

184. Tilki D, Kilic E, Tauber R et al. The complex structure of the smooth muscle layer of spermatic veins and its potential role in the development of varicocele testis. Eur Urol. 2007;51(5):1402-9.

185. Tomomoto I, Masato F. Effect of age and grade on surgery for patients with varicocele Urology 2005; 65: 768–772.

186. Tournaye H, Liu J, Nagy PZ et al.: Correlation between testicular histology and outcome after intracytoplasmic sperm injection using testicular spermatozoa. Hum Reprod. 1996; 11: 127-32.

187. Tournaye H, Verheyen G, Albano C et al. Intracytoplasmic sperm

injection versus in vitro fertilization: a randomized controlled trial and a meta-analysis of the literature. Fertil Steril. 2002;78(5):1030-7.

188. Turek PJ, Cayan S, Black LD. The Response to Varicocelectomy in Oligospermic Men With and Without Genetic Infertility Fertil Steril 2000;74 (3): S28.

189. Unal D, Yeni E, Verit A, Karatas OF. Clomiphene citrate versus varicocelectomy in treatment of subclinical varicocele: a prospective randomized study. International Journal of Urology 2001;8:227–30.

190. Unlu M, Orguc S, Serter S et al. Anatomic and hemodynamic evaluation of renal venous flow in varicocele formation using color Doppler sonography with emphasis on renal vein entrapment syndrome. Scand J Urol Nephrol. 2007;41(1):42-6.

191. Valeri A, Mianné D, Merouze F et al. Etude de la température scrotale chez 258 hommes sains, sélectionnés par tirage au sort dans une population d'hommes de 18 à 23 ans. Analyse statistique, observations épidémiologiques et mesure des diamètres testiculaires.. Prog Urol, 1993, 3, 444 - 452.

192. Van steirteghem A.C, Jorish N Z. et al, High fertilization and implantation rates after intracytoplasmic sperm injection. Hum Reprod 1993; 8: 1061-1066.

193. Van Voorhis B, Barnett N, Sparks A et all. Effect of total motile spermatozoid count on the efficacy and cost effectiveness of intrauterine insemination and in vitro fertilization. Fertil Steril 2001, 75(1):661-8.

194. Van Weert JM, Mol BW, De Vries JW, Van der Veen F. Use of the total motile sperm count to predict total fertilization failure in in vitro fertilization. Fertil Steril. 2002 78(1):22-8.

195. Van Weert JM, Repping S, Van Voorhis BJ et al. Performance of the postwash total motile sperm count as a predictor of pregnancy at the time of intrauterine insemination: a meta-analysis Fertil Steril. 2004;82(3):612-20.

196. Vermeulen A, Vanderweghe MN, Deslypere JP: Prognosis of subfertility in men with corrected or uncorrected varicocele. J Androl 7: 147–155, 1986.

197. Verza S, Esteves SC. Sperm defect severity rather than sperm source is associated with lower fertilization rates after intracytoplasmic sperm injection. Fertil Steril 2004; 82 (2): 172.

198. Wagner L, Tostain J: Varicocèle et infertilité masculine : Recommandations Comité Andrologie - AFU 2006. Prog Urol, 2007, 17, 12 - 17.

199. Wagner L. Varicocèle : traiter ou ne pas traiter ? quand et comment ? Gynécologie Obstétrique and Fertilité 2004 ; 32,(3) : 251-260

200. Wang GJ, Raman JD, Rosoff J, Goldstein M. Clinical, sonographic, and intra-operative assessment of varicoceles: Does the data correlate? Fertil Steril 2006; 86 (3) : S374.

201. Weil E. problèmes psychologiques de l'assistance médicale à la procréation. Encycl méd chir (Elsevier, Paris). Gynécologie, 755-A-25. 1997, Pp

202. WHO laboratory manual for examination of human semen and sperm-cervical mucus interaction, Third Edition Cambridge University Press, 1922.

203. Wisard M, Senn A, Germond M, Leisinger H J. Rôle de l'urologue dans la prise en charge de l'homme infertile à l'heure de l'injection intracytoplasmique de spermatozoïdes. Annales d'Urologie 2002 ; 36 (3) : 223-229.

204. World Health Organisation. The influence of varicocele on parameters of fertility in a large group of men presenting to infertility clinics. Fertil Steril 1992;57:1289–93.

205. Yamamoto M, Hibi H, Hirata Y et al. Effect of varicocelectomy on sperm parameters and pregnancy rate in patients with subclinical varicocele: a randomized prospective controlled study. J.Urol 1996;155:1636–8.

206. Yamamoto M, Tsuji Y, OhmuraM, et al. Comparison of artery-ligating and artery-preserving varicocelectomy: effect on postoperative spermatogenesis. Andrologia 1995;27:37–40.

207. Zini A, Blumenfeld A, Libman J, Willis J. Beneficial effect of microsurgical varicocelectomy on human sperm DNA integrity. Hum Reprod 2005;20:1018–21.

208. Zini A, Fischer A, Bellack D et al: Technical modifications of microsurgical varicocelectomy can reduce operating time. Urology 67: 803–806, 2006.

209. Zini AG, Defreitas M, Freeman S et al. Varicocele Is Associated With

the Abnormal Retention of Residual Cytoplasm by Human Spermatozoa. Fertil Steril 2000; 74,(3): P-462.

210. Zouari Amir. Infertilité masculine dans le sud Tunisien: description et facteurs de risques (étude cas témoins). Thèse de doctorat en médecine. Sfax 2005-2006.

211. Zucchi A, Mearini L, Mearini E et al. Treatment of varicocele: randomized prospective study on open surgery versus Tauber antegrade sclerotherapy. J Androl 2005;26:328–32.

212. Zucchi A, Mearini L, Mearini E et al. Varicocele and fertility: relationship between testicular volume and seminal parameters before and after treatment. Androl. 2006 Jul-Aug;27(4):548-51.

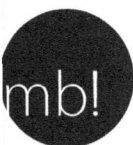

MoreBooks!
publishing

mb!

Oui, je veux morebooks!

i want morebooks!

Buy your books fast and straightforward online - at one of world's fastest growing online book stores! Environmentally sound due to Print-on-Demand technologies.

Buy your books online at

www.get-morebooks.com

Achetez vos livres en ligne, vite et bien, sur l'une des librairies en ligne les plus performantes au monde!
En protégeant nos ressources et notre environnement grâce à l'impression à la demande.

La librairie en ligne pour acheter plus vite

www.morebooks.fr

VSG

VDM Verlagsservicegesellschaft mbH
Heinrich-Böcking-Str. 6-8   Telefon: +49 681 3720 174   info@vdm-vsg.de
D - 66121 Saarbrücken   Telefax: +49 681 3720 1749   www.vdm-vsg.de

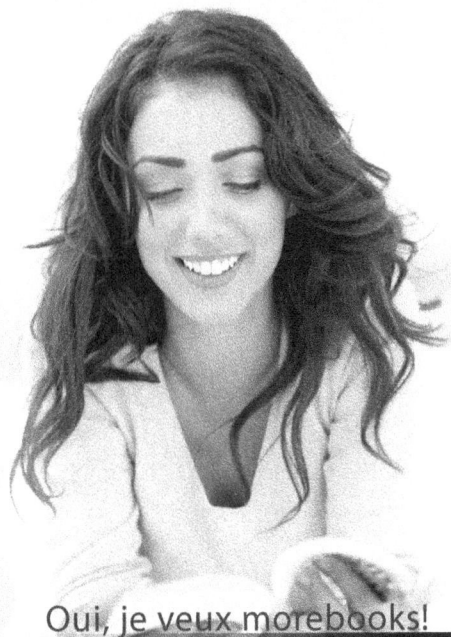

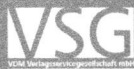

www.ingramcontent.com/pod-product-compliance
Lightning Source LLC
Chambersburg PA
CBHW021110210326
41598CB00017B/1401

* 9 7 8 3 8 3 8 1 7 0 3 6 7 *